改訂第二版

前立腺がんは「ロボット手術」で完治を目指す！

【著】
大堀 理
山下英之
村山慎一郎
夏山隆夫
山﨑泰祐
熱田真人
岩本侑也
會田絵馬

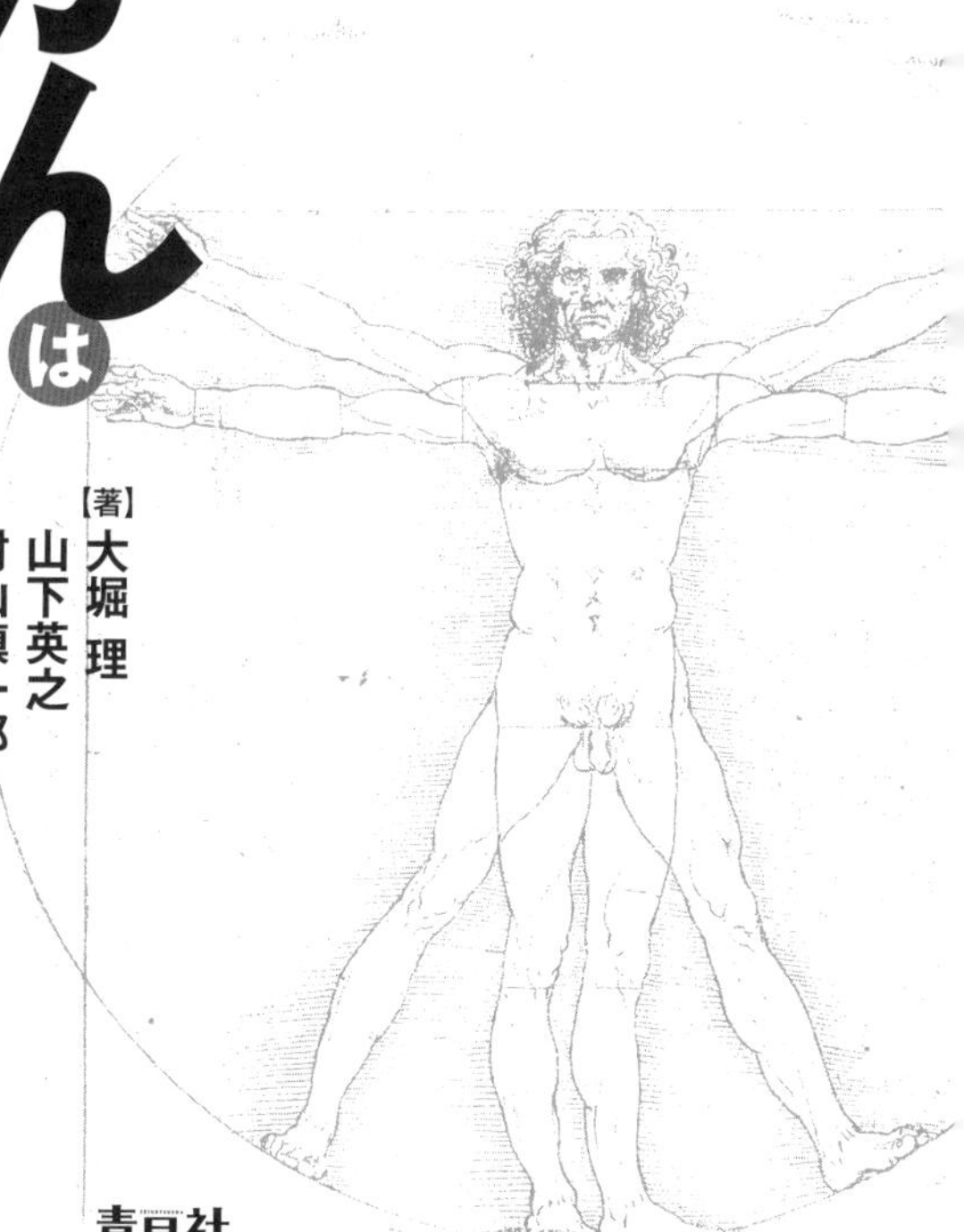

青月社

はじめに

40年前までは血液のＰＳＡ検査がなく、腰痛を調べてみたら前立腺がんの転移だった、ということがよくありました。現在では、ＰＳＡ検査のおかげで、早期のがん発見が圧倒的に多くなりました。また、過去20年で早期前立腺がんに対する治療方法が充実し、選択肢の幅も広がり、同時に治療方法に悩む患者さんも多くなりました。

選択肢の中で最も標準的な治療方法である開腹手術は古くからありましたが、骨盤の奥深くにある前立腺は摘出が難しく、出血も多く、輸血を覚悟しなければならない手術でした。さらに、難しい手術であるがゆえに尿失禁も決して少ないとは言えず、多くの方に性機能障害も起きました。

そんな難しい手術から脱却すべく、２００１年に米国で初めて「ダビンチ」(Intuitive Surgical社) によるロボット手術が実施され、それがロボット時代の幕開けとなりました。

ロボット手術では、手術する部位を10倍以上に拡大し、外科医がロボットを通して操作します。鉗子《かんし》は極めて微細な動きをするため、まるで自分の手がお腹に入って動いているかのようで、前立腺がんの手術を劇的に変えました。

出血が極めて少なく、良好な視野のもとに手術ができるため、前立腺を摘出した後に、膀胱と尿道を糸で縫合し繋げることもしっかりできます。また、勃起をコントロールする勃起神経を温存することも、比較的容易になりました。

幸い、私の勤務していた東京医科大学病院では早期からロボットを導入し、またロボット手術支援センター長として、多くの患者さんを診させていただきました。

そんな中で、患者さんやご家族に、ロボット手術について可能な限りわかりやすく説明し、理解していただいて手術に臨もうとしているものの、「限られた時間での説明は明らかに不十分ではないか」と、いつも感じていました。ホームページ（www.ohori-hosp.jp）を立ち上げ、情報のサポートを試みていますが、これもインターネットに不慣れな方には難しいのが現状です。

そこで、患者さんやご家族に手に取ってもらい、読み物として読んでもらうことがサポートになるのではないかと考え、この本を著しました。手術を受ける方、治療法で悩んでいる方の多くに読んでいただきましたが、改訂版を出してからすでに3年経ち、内容をアップデートすべきと考え、今回再度改訂版を出すことになりました。

ロボット手術は間違いなく、患者さんに優しく、しかも機能を残すことができる素晴らしい手術ですが、決して小さな手術ではなく、大手術です。そのため、どのような手術かをよく理解してもらうことが大切だと感じます。

この本がその一助になってくれることを願っております。

東京国際大堀病院　院長
大堀　理

特別インタビュー

事実は怪談よりも奇なり⁉

タレントの稲川淳二さんも、前立腺がんに見舞われ、東京医科大学病院でロボット手術を受けた1人だ。がんの発見から、驚きの連続だったという手術の顛末・術後のことまで、お話をうかがった。（編集部）

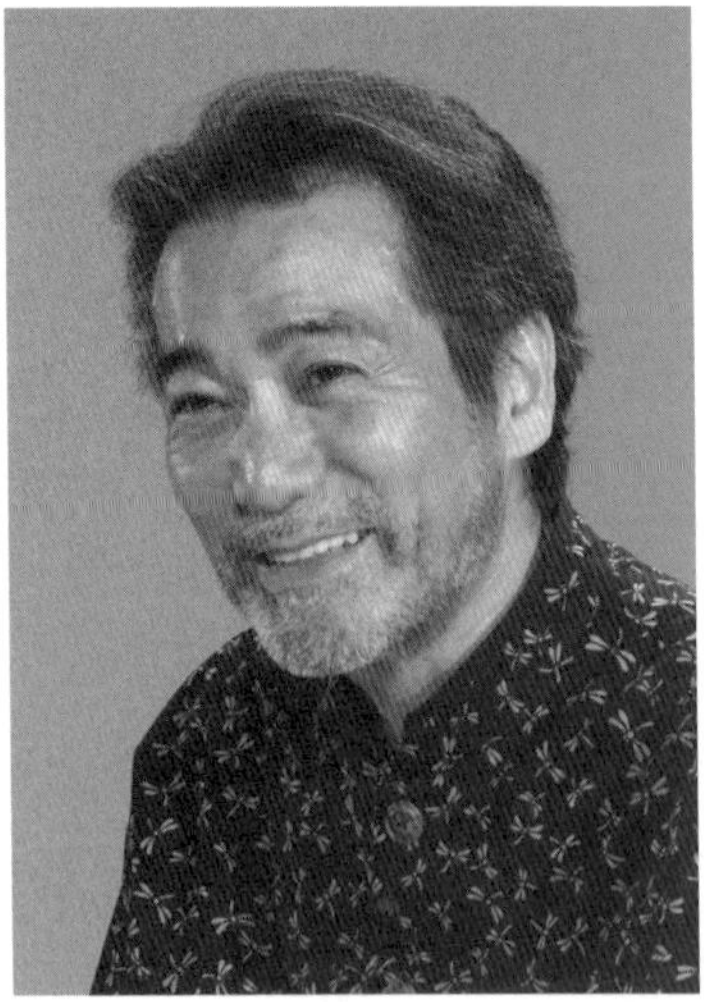

タレント・**稲川淳二**さん（本名・稲川良彦）
2012年2月手術（手術時64歳）

――前立腺がんが見つかった経緯を教えてください。

手術前年（2011年）の10月、怪談ナイトツアーでのことでした。その日は映像を撮るため、長いネタを3本一気にやったんですけど、その直後、ふとマイクのようすが気になって、「このマイクおかしいね」と言った瞬間、**頭の中が真っ白になっ**

て、**意識が飛んでしまった**んです。

小休止を入れて、何とか無事に公演は終わりましたが、舞台上でそんなことは初めてでしたから周囲がすごく心配して、口々に病院へ行くように勧めるんですね。持病の高血圧症の関連を一番危惧していたみたいです。でも、私としては、一時的に酸欠を起こしたのだろうと思っていましたから、病院に行くほどのことはないだろうと思っていました。で、次の公演のために福岡へ。

福岡には高校時代の親友で医者になったやつがいるんですが、スタッフの1人が私に内緒でその彼に電話をして、「稲川さんは誰の言うことも聞かないので、病院に行くように言ってくれませんか」と、お願いをしていたんです。それで、公演翌日、彼に九州大学病院に連れて行かれて、あれこれ調べられることになってしまった。

検査の結果、引っかかったのはPSA。「がんの可能性もあるし、そうでないかもしれない」と言われました。そこで、東京のあきる野市にある総合病院で、詳しい検査を受けることになりました。たまたま、高校時代のもう1人の親友がそこに勤務していて、福岡の彼と連絡を取り合って、段取りをつけてくれたんです。

検査結果は、がん。針生検をしたら、たしか10本の針のうち3本から陽性反応が出ました。先生がおっしゃるには、私のがんは鉛筆の先で紙を突いたときにできる「点」のようなもので1ミリ足らず。**まだ早期だから、手術をしたほうがいい**とのことでした。

――東京医科大学病院でのロボット手術を選択した理由は何ですか？

がんだと告げられた私は、先生に「あと3年命をくれませんか」と言ったんです。「やりかけの仕事もあるし、ツアーの準備もあるから、すぐにバタッと逝ってしまうわけにはいかないんです」と。

するとは、「前立腺がんは進行がゆっくりで、すぐに転移する心配はないから、放っておいても5年は大丈夫」だと。だから、私、「じゃあ、5年経ったら手術をしようかな」と言ったら、「あなたはまだ60歳半ばで、この先があるんだから、今のうちに手術をしたほうがいいです」と諌められました（笑）。で、なるべく早く手術をしようということになったんですけど、「ただ、うちの病院は稲川さんの自宅から遠いので、近くの病院で手術を受けたらどうか」とおっしゃるものですから、先生のご提案どおりに都心の病院へ移ることにしたのです。

そうしたら、周りが寄ってたかって探すんですよ。あそこの病院がいいとか、ここの病院がいいとか。そのぐらいみんな、心配してくれていたんですけどね。

でも私、実はもう決めていたんです。東京医科大学病院でロボット手術を受けようと。なぜかというと、ずいぶん以前に私、東京医科大学病院に呼ばれて怪談話をしたことがあって、そのときの印象がよかったんですね。その後、友人が入院したことがあってお見舞いに行ったら、なんだかわからないけど「この病院いいな」と思ったんです。とても感じがよかった。

それと、東京医科大学病院がロボット手術のパイオニアだということは、情報として知っていましたから「ロボット手術ってどんなものなんだろう?」と興味があったし、「もし、私の手術でそれが使えるのならやってもらおう」という気持ちがあったのです。ですから東京医科大学病院へは、誰かに紹介してもらうとかそういうことは一切なく、自分で決めて、自分で行きました。

——手術の不安はありませんでしたか?

東京医科大学病院に出向いたのは、年が明けた2012年1月でした。「がん」「手術」ということで周りは青ざめていましたが、私自身は本当に不思議なくらい、恐怖心も何もありませんでした。大堀先生にお会いした途端、「**ああ、この先生なら、すべてお任せできる**」と思いました。

これは私が前々から言っていることなのですが、病気って「病《やまい》」と「気《き》」ですよね。でも、多くの病院は、入院すると「病」は治してくれますが、「気」は治してくれません。ところが大堀先生は、「気」も一緒に治してくださるように感じたんです。

「私、ロボット手術を受けられますか？」と伺うと「できる」とおっしゃるので、翌月手術を受けることに決めました。「勃起神経は片方ちゃんと残せますから」と言われたので、そうしていただきました。先生の説明どおり、**術後も何ら変わりはありません**。年をとったのを別とすれば、ですけどね。

――手術を受けてみての実感や、術後の経過について教えてください。

手術室に入ったら、「稲川さん、これがダヴィンチですよ」って言われて、うわー、すごい機械だなって、まず思いました。で、横になって麻酔の先生としゃべっているうちに、眠っちゃったんですね。「稲川さーん」と声をかけられて気づいたときは、もう手術は終わっていました。

「えーっ、ウソー！ 本当に？」っていう感じでしたね。痛みもまったくないし。それで、どうなっているんだろうと見てみたら、ちょうどベルトのラインのあたりに包帯が巻いてあって、その包帯を持ち上げると、その下に注射の後に貼るガーゼみたいなのが6つ貼ってあるんですよ。「穴を開けるだけで切らない」ということは聞いていましたが、実際に見てびっくりしました。しかも、その穴ももうすっかり塞がっていて、虫刺されの痕のようでした。思わず、**「本当に手術したんですか？」**って聞いてしまいました（笑）。

「起きられますか？」と尋ねられたので上体を起こしてみたら、難なくできました。そのまま歩いて自分の病室まで行けそうだったので、「歩けますよ」と言ったら、さすがにそれは却下されてしまいましたが。

麻酔でよく眠ったせいか、その日の夜はちっとも眠くないんですね。もう退屈でしかたない。それで、ナースステーションに出向いて、看護師さんたちを集めて怪談話

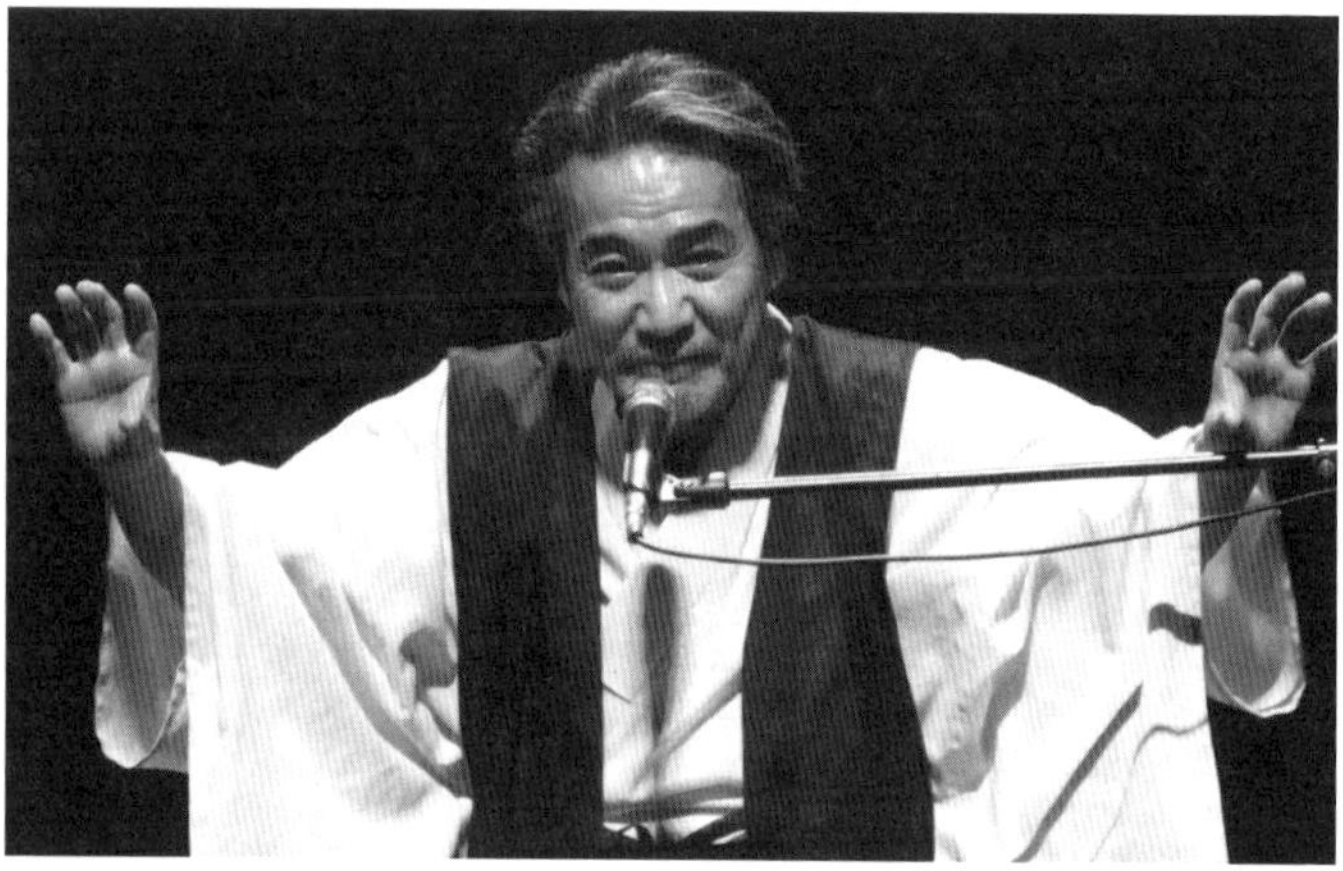

前立腺がんを克服した稲川さんは、以前にも増して精力的に「怪談ナイト」を展開している。

をしたんです。これがけっこう好評で、退院するまで毎晩のようにやっていました。

おかしな話なんですけど、**手術後のほうが体が軽くなりましたよ。**開腹手術だったら、普通この年齢でやったら、手術そのもので体力がなくなってしまうと思うんですけど、ロボット手術は出血なしの輸血なし、痛みもなくて、手術当日に歩くこともできる。後で聞いたら、手術室に入って出てくるまでの時間は2時間くらいでしたが、正味の手術時間は20分もかからなかったそうです。本当に医学の進歩はすごいもんです。

そして、何より私がラッキーだったのは、ロボット手術のエキスパートである大堀先生に出会えたことです。**今のこの自分があるのは、大堀先生のおかげだと思っています。**
がんの手術をして思うことは、この命は「もらった命」なんだな、ということです。だから、けっこう得した気がしましてね。おかげで感謝できる人間になりました。この「もらった命」を何か少しでも人様の役に立つことに使えれば、と考えています。

（2015年7月2日取材）

稲川さんを診て（主治医・大堀 理）

稲川さんと初めてお会いしたときに感じたのは「人間力」ともいうべきオーラでした。最近では私よりも若い方を手術することも増えてきましたが、多くは人生経験豊富な先輩たちです。その先輩たちでも、いきなりがんと言われ理解できず不安に陥ることもあります。稲川さんは最初から「先生の思うようにやってください」という、いかなる状況も受け入れるという覚悟や余裕があったと思います。手術も無事終わり、東京国際大堀病院に定期的に外来通院していただいていますが、毎回、こちらが元気をもらっています。私も時間を作って「恐ーいお話」を聴きに行きたいと思います。

目次

第3章 前立腺がんを治療するには ――治療方針と選択肢

第4章　最新・最善の「ロボット手術」――特徴と利点

第6章 前立腺がん手術のリスクを理解する——合併症、術後の再発と対応策

Q&A ロボット手術、ここが知りたい！

第1章

前立腺ってどんな臓器？

――前立腺の基礎知識

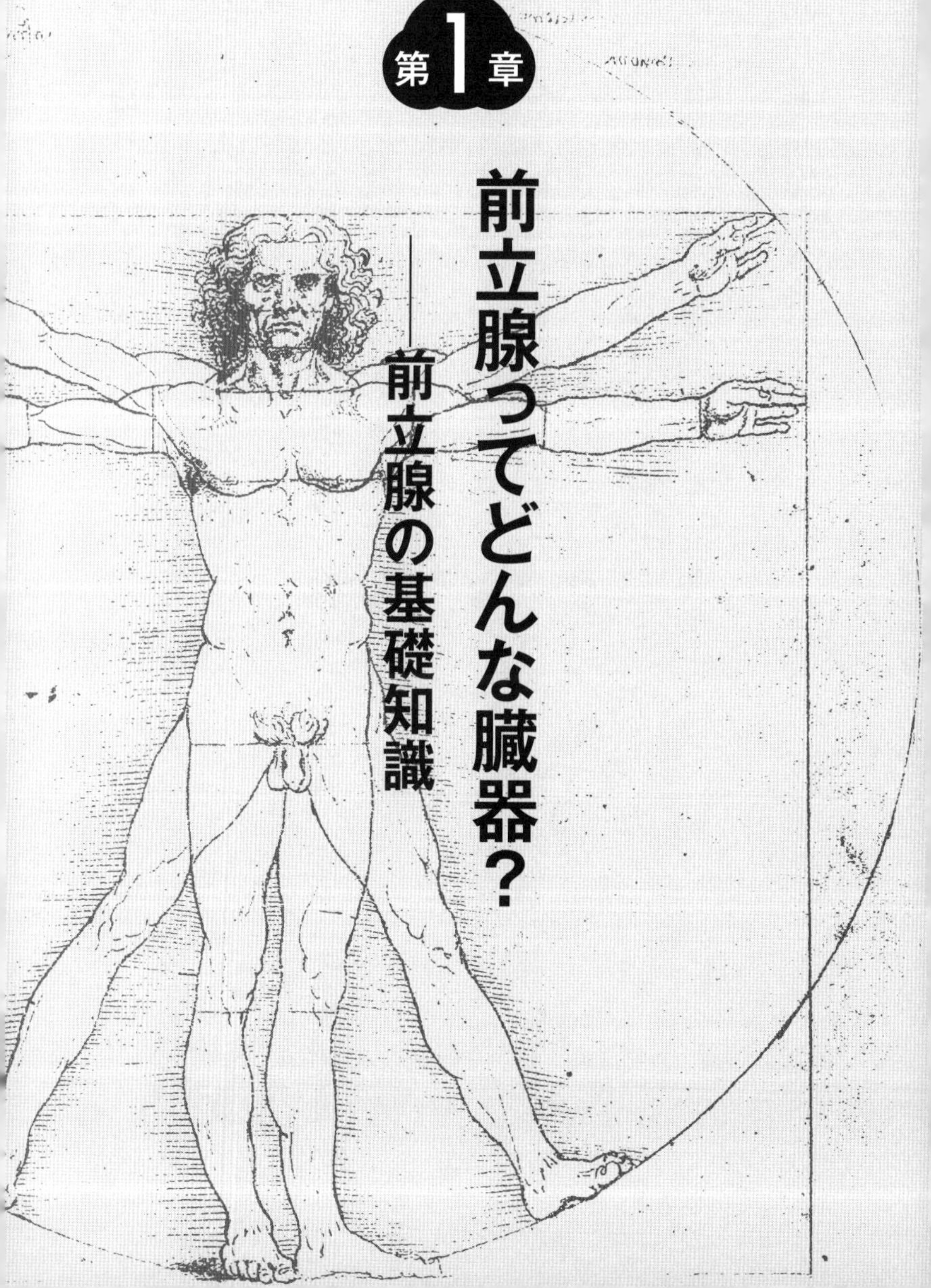

◆前立腺について知ろう

前立腺は、男性だけにある臓器です。しかし、男性であっても、前立腺がどこにあるのか、どのような働きをしているのかということは、ほとんど知らないのではないでしょうか。

年齢が高くなり、初めて前立腺を意識し始める。あるいは、人間ドックや検診で血液のＰＳＡを測定して、初めて前立腺がんに触れることになる。そういったケースが多いようです。

「人生50年」といわれた大昔には、前立腺で悩む男性はほとんどいませんでしたが、平均寿命が80歳を超え一〇〇歳時代と言われる現代では、前立腺がんや前立腺肥大症、前立腺の炎症で悩まされる男性が増えています。

それでは一体、前立腺とはどんな器官なのでしょうか？

まずは改めて「前立腺を知る」ことから始めましょう。

◆前立腺はどこにある？

前立腺は、骨盤の一番奥深いところに位置し、前は恥骨、上は膀胱、後ろは直腸、横は筋肉に囲まれています（図1）。そのため、いろいろな治療を困難にしていますが、一方で肛門から指を入れて触ったり（直腸診）、超音波の機器を肛門から入れて、前立腺を観察することができます。

この前立腺の中には尿道と射精管が通っており、それぞれ膀胱と精嚢《せいのう》につながっています。構造としては、尿道を取り囲む部分（移行域／内腺）と、その外側（末梢域／外腺）の2つに大きく分けられ、最近は移行域にできる前立腺がんも増えていますが、もともとは末梢域にできる人が直腸診で見つかることがほとんどでした。また、こうした領域区分に加えて、直腸診で触れることのできる前立腺の裏側中央にある溝（中心溝）で左右に分けられます。こうした解剖学的な目印は、前立腺疾患の場所を特定し、治療計画を立てるときに、重要な役割を果たします。

◆前立腺のしくみ・はたらき

前立腺は腺組織です。腺というのは液体を作る器官のことで、例えば汗腺は汗を、

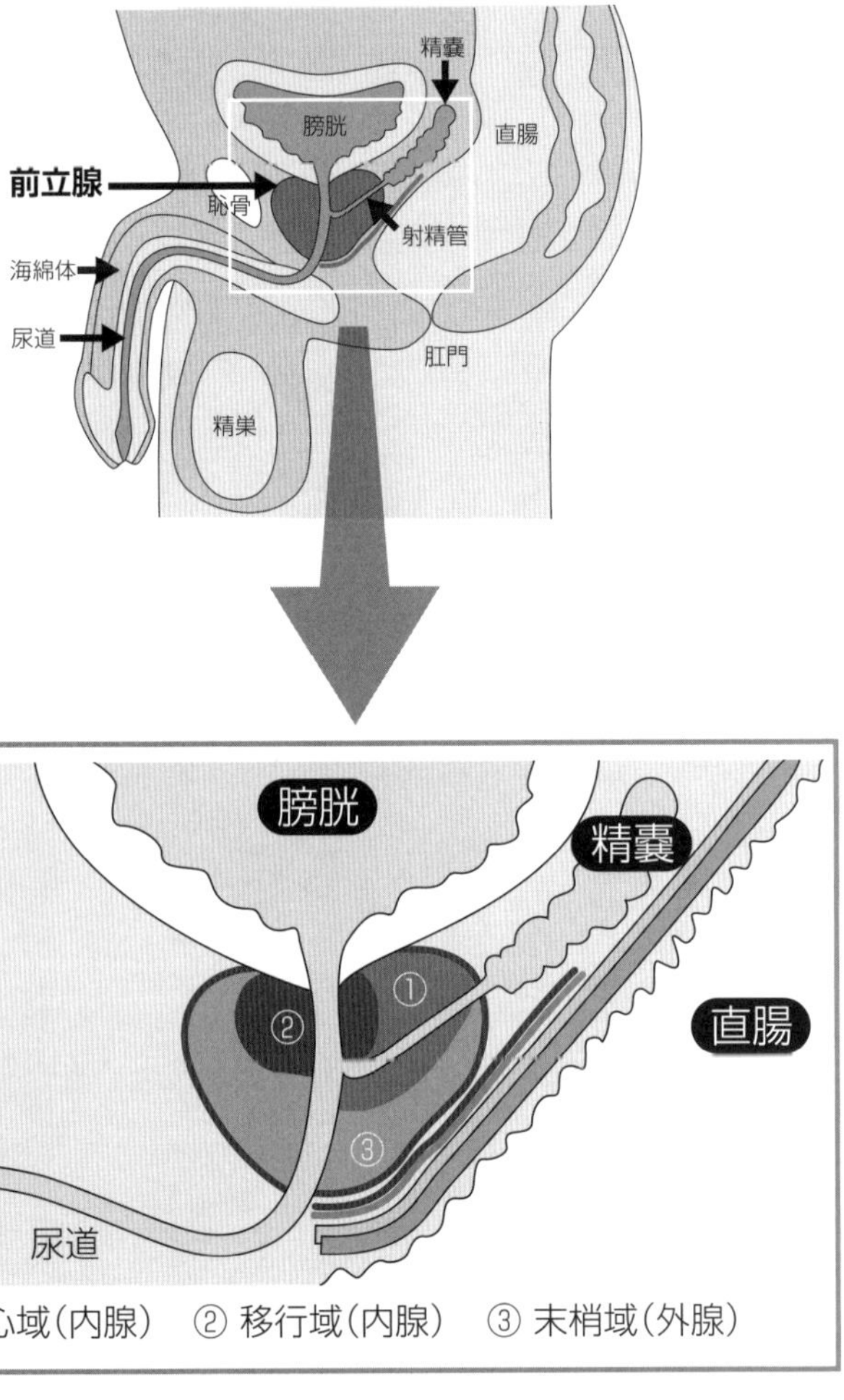

図１　前立腺付近の断面図

唾液腺は唾液を作る器官で、前立腺は精液の一部（前立腺液）を作ります。幼少期には、前立腺はほとんど発達していませんが、思春期を迎える頃から発達し、男性ホルモンの分泌により刺激されると前立腺液を大量に生産することになります。

精巣（睾丸《こうがん》）で作られた精子は、まず射精管で精嚢が分泌する精嚢液と混ざり、さらに前立腺で前立腺液と混ざって精液となります。これらの液体は精子を保護すると同時に、精子に栄養を与えるという重要な役割を担っています。すなわち、精嚢液には、精子が活発に動き回るのに必要な果糖が多く含まれ、前立腺液には、アミノ酸や亜鉛、クエン酸などの栄養源がたっぷりと含まれていて、精子はこれらの栄養分を吸収して元気になり、子宮までの長い旅に挑むというわけです。

さらに、前立腺は、腺組織だけでなく、筋組織や線維組織などが混在しており、射精の際は筋組織が収縮し、精液を外に出します。

一方、前立腺は、生殖機能のみならず、排尿のコントロールにも関係しています。腎臓で作られた尿は、尿管を通って膀胱に溜められ、適度なタイミングで排尿されます。ここまでの泌尿器のしくみや働きは男女とも同じですが、大きく異なるのは、男性には、女性にはない前立腺が、膀胱のすぐ下にあるということです。そして、先述しましたように、膀胱から出ている尿道は前立腺の中を通っています。ですから、実のところまだ詳しいことはわかっていませんが、前立腺は主に筋肉によって排尿バルブの役割の一部になっていると考えられています。

また、男性のペニスには、尿の排泄と射精の2つの役割がありますが、これをコントロールしているのも前立腺です。

膀胱の出口は、膀胱に尿を溜めておくときには閉じており、排尿するときには開きます。この運動を行っているのは括約筋と呼ばれる筋肉ですが、尿道には外尿道括約筋と内尿道括約筋の2種類があって、排尿時にはこの2つが同時に開きます。一方、射精時に開くのは外尿道括約筋のみで、内尿道括約筋は閉じたままです。もし、このとき内尿道括約筋が閉じなければ、精液は膀胱内に入ってしまいます（逆行性射精）。そこで出番となるのが、前立腺です。前立腺の腺組織を囲んでいる間質という部分には、平滑筋と呼ばれる筋肉（内尿道括約筋）が存在し、射精時にはこれが規則的に収縮を繰り返します。この働きが膀胱の入り口を閉じて、正常な射精を促しているのです。つまり、精液が尿道へと入り、射精へと至るというわけです。

◆知っておきたい前立腺の病気

前立腺の性機能や排尿機能は、加齢とともに変化していきます。例えば、年齢とともに生殖能力が必要でなくなるために、前立腺は萎縮するか肥大するかの二者択一の道を選びます。かつて、日本人男性のほとんどは萎縮の道をたどっていましたが、現在では肥大の経過をたどっている人のほうが圧倒的に多く、「50歳以上の男性が10人集まれば、そのうち3人は当てはまる」といわれ、80歳までに80％の男性が前立腺肥大症に罹患するといわれています。これは、食生活の欧米化や生活環境の変化などが影響していると考えられています。

成長期の前立腺が、男性ホルモンの影響で大きくなることは知られていますが、男性ホルモンの低下が始まる50歳頃から前立腺が徐々に肥大するのは、男性ホルモンと女性ホルモンのバランスの変化が原因ではないかと考えられています。ですから、前立腺肥大症は、男性であれば誰にでも訪れるいわば老化現象の1つ――目が見えにくくなったり、耳が聞こえにくくなったり、髪の毛が薄くなったりするのと同じ現象ということができるのです。

したがって、症状があっても極めて軽度で、日常生活に不便を感じていなければ治療の必要はありませんが、症状が進んでいるのに放置しておくのは禁物です。急に尿が出なくなり、救急車を呼ぶ羽目になってしまいます。

・前立腺の病気① 前立腺肥大症

一般的な成人男性の前立腺の大きさは、体積で表すと20 mL以下といわれています。よく「胡桃《くるみ》ぐらい」の大きさと例えられますが、それが肥大すると、卵やミカン大にもなります。

前立腺肥大症の症状としては、尿が出にくくなる「排尿症状」、尿を溜められなくなる「蓄尿症状」、尿を出した後に出現する「排尿後症状」があり、具体的には次のような症状が現れます。

［排尿症状では］
・排尿中に尿が途切れる（尿線途絶）
・尿の勢いが弱い（尿勢低下）
・排尿のときに力《りき》まなければならない（腹圧排尿）

［蓄尿症状では］
・昼間トイレが近い（昼間頻尿）
・尿をがまんできない（尿意切迫感）
・夜中トイレが近い（夜間頻尿）

［排尿後症状では］
・排尿後、尿が残っている感じがする（残尿感）
・排尿が終わったと思って下着をつけると、尿がタラタラッと漏れる（排尿後滴下）

また先述のように、前立腺肥大症が重症化すると尿道が閉じてしまい（尿閉）、尿が出なくなる場合もありますし、自分で排尿ができなくなり残尿が増えると、尿が絶えず少しずつ漏れる状態（溢流性《いつりゅうせい》尿失禁）になることもあります。

こうした症状や残尿の有無により、病期は以下の3期に分けられます。

1期…膀胱刺激期

排尿の回数が増える頻尿、尿意を感じるとがまんができない尿意切迫感、尿の勢いがなくなる、尿線が細く、尿が出終わるまでに時間がかかるなどの症状がみられ、下腹部や尿道に不快感や重圧感を感じることもあります。しかし、まだ排尿は正常に近い状態で、残尿はほとんど見られません。

2期…残尿発生期

1期の症状が進行して排尿困難が増し、残尿が発生します。尿意切迫感が強く、トイレに間に合わず尿を漏らしてしまうこと（切迫性尿失禁）が起きることもあります。残尿があると細菌感染が起こりやすくなったり、膀胱内に結石ができやすくなります。また、飲酒やかぜ薬の内服により、一時的に尿閉になることもあります。

3期…尿閉期

前立腺の肥大がますます進み、膀胱排尿筋の収縮作用では尿の排泄ができなくなります。そのため、残尿が非常に多くなり、溢流性尿失禁が見られます。こうした状態が続くと、尿が腎臓にまで溜まって、腎機能障害を起こします。

しかしながら、前立腺が大きくなるほど症状が重くなるかというと、一概にそうとはいえません。前立腺が肥大していても症状がまったくない人もいますし、それほど大きくなくても重い症状が現れる人もいます。

前立腺肥大症の診断は、まず、一般に国際前立腺症状スコア（ＩＰＳＳ）という問診表で自覚症状を確認し、さらに、排尿機能の検査（尿流量測定、残尿測定）や、前立腺形態を調べる検査（直腸指診、経直腸的超音波断層診断）を行い、重症度を評価します。

また、尿路感染症、前立腺炎、膀胱がんを鑑別するための尿検査、前立腺がんの検査のためのPSA測定、腎機能検査のための血清クレアチニン測定なども行います。

ちなみに、前立腺肥大症と前立腺がんは合併することがありますが、前立腺肥大症が進行してがんになることはありません。症状は似ていますが、前立腺肥大症は尿道を取り巻く内腺に発症し、前立腺がんは主に外腺に発症します（前立腺がんについては後で詳しく説明します）。

・前立腺の病気② 前立腺炎

もう1つ、前立腺の疾患でよく耳にするのが、前立腺炎です。前立腺がんや前立腺肥大症は、年齢とともに増加する病気ですが、前立腺炎は思春期以降ならいつでも起こり得る病気です。前立腺に炎症を起こしている状態ですが、細菌感染に起因するものと非細菌性のものがあり、それぞれまったく違う病気といっていいくらい、症状などは大きく異なっています。

アメリカの国立衛生研究所（ＮＩＨ）では、前立腺炎を次の４つのタイプに分けています。

［カテゴリーⅠ　急性細菌性前立腺炎］

細菌が感染して、突然起こる前立腺炎です。骨盤付近や生殖器、背中の痛みとともに発熱、悪寒、吐き気、筋肉痛、全身倦怠感などのインフルエンザのような症状を生じます。また、頻尿、尿意切迫感といった前立腺肥大症のような症状や、灼熱感のような尿路感染症の症状も見られます。高熱が続いたり、尿が出にくい場合は入院し、しっかりした抗生剤の点滴治療が必要になります。

［カテゴリーⅡ　慢性細菌性前立腺炎］

３か月あるいはそれ以上長引く前立腺の炎症を意味し、主にブドウ球菌、大腸菌、緑膿菌などの細菌によって起こります。急性の前立腺炎が慢性化して起こる場合と、最初から慢性の経過をたどる場合があり、症状があまり強くないのが特徴です。

［カテゴリーⅢ　慢性非細菌性前立腺炎／慢性骨盤疼痛《とうつう》症候群（ＣＰ／ＣＰＰＳ）］

前立腺炎でもっとも多い（特に30～40歳代の若い世代に多い）のがこのタイプで、尿、精液、前立腺液の培養検査で、白血球のみが認められる場合（カテゴリーⅢＡ：炎症性）と、白血球が認められない場合（カテゴリーⅢＢ：非炎症性）があります。

長時間のデスクワーク、長時間の乗り物での移動、長時間の自動車・バイク・自転車の運転など、前立腺の機械的刺激が大きな要因ですが、疲労、ストレス、飲酒、冷えなどによる体の抵抗力の低下も危険因子です。

排尿困難と、主に会陰部（肛門の前あたり）や鼠蹊部（太腿の付け根）、下腹部などの痛みが特徴ですが、痛みの程度は、「何となく違和感がある」とか「むずむずする」といったものから、座っていられないほどの激しい痛みまで、いろいろです。ときに勃起障害（ＥＤ）の原因になることもあります。

抗生物質、植物製剤などで治療し、通常２～４週間で症状は軽快しますが、症状が完全にとれなくて長期間（数か月単位）の治療が必要になることもあります。いわゆる「ドクターショッピング」に陥りやすい病気です。

長期戦になった場合は、ある程度症状が落ち着いてきたら、症状とつき合っていくことも必要です。

［カテゴリーⅣ　無症候性炎症性前立腺炎］

まったく症状がなく、前立腺液や前立腺生検の組織、前立腺の摘除標本の顕微鏡による検査で偶然発見される前立腺炎です。治療の必要はなく、この状況で何も悪い影響は出ません。

男性の2人に1人は、一生のうちのどこかで罹患するといわれる前立腺炎ですが、このように本質的に異なる疾患群であり、それだけに診断・治療は難しいとされています。しかし、最新の医療によって、もはや命に関わる危険な病気ではなくなったことも事実です。不快な症状は、対応の仕方次第で異なったものにすることができます。

大事なのは、病気のことをよく理解して、適切な治療を受けることです。それは、先述した前立腺肥大症も然り、これからお話しする前立腺がんも然りです。

・その他の前立腺の病気（前立腺結石、前立腺肉腫）

前立腺の病気としては、他にも、前立腺結石や前立腺肉腫などが挙げられます。

前立腺結石は、前立腺の内部の外腺と内腺の間に、石灰化した小さな結石が生じる疾患です。腎臓や尿道の結石（腎臓結石、尿道結石）、あるいは胆嚢《たんのう》の結石（胆石）は、一般によく知られていますが、前立腺にも結石ができることは、あまり知られていないのではないでしょうか。

前立腺結石は、通常は無症状であり、機能的にも問題がないため、治療を行う必要のない病気です。しかし、細菌感染を起こして前立腺炎になる場合もありますから、注意が必要です。細菌感染を起こしている場合には、抗生物質での治療が行われます。

前立腺内の結石は、成人男性ならほぼ「誰にでもある」もので、50歳代以上になれば8割以上に認められます。通常、その大きさは数ミリ以内ですが、ときには1センチ以上になることもあります。

前立腺肉腫は、前立腺がんと同じで前立腺に悪性腫瘍ができる病気ですが、前立腺がんが前立腺の腺組織から発生するのに対し、前立腺肉腫は、前立腺の支持組織である筋肉などの間質細胞から発生します。そのため、前立腺がんでは上昇するPSA（次章で詳述）の値はそれほど上昇しません。現在のところ、明確な腫瘍マーカーがなく、発見に至るのは、多くの場合、病気にかかっている本人自身の申告からです。前立腺がんの0・1%と、発生の頻度は極めて少ないのですが、患者さんは40歳以下の若い方に多いという特徴があります。

腫瘍が尿道や腸を圧迫するため、尿が出にくい、または出ない、便が出にくいといった症状が現れます。

前立腺肉腫の治療法としては、外科療法、放射線療法、化学療法があり、症状の進行具合、転移の有無、患者さんの年齢などに応じて、それぞれ適した治療法が選択されますが、肝臓や肺などに転移しやすく、小児に発症した場合を除いて、予後は悪いとされています。

《第1章　前立腺ってどんな臓器？　まとめ》

- 前立腺は男性だけにある臓器で、**精液の一部を作り、尿の排泄に関わる。**
- 前立腺の病気には前立腺肥大症、前立腺炎、前立腺結石などがあるが、いずれも**前立腺がんとの因果関係はない。**

第2章

前立腺がんが見つかるまで

―診断に至る流れ

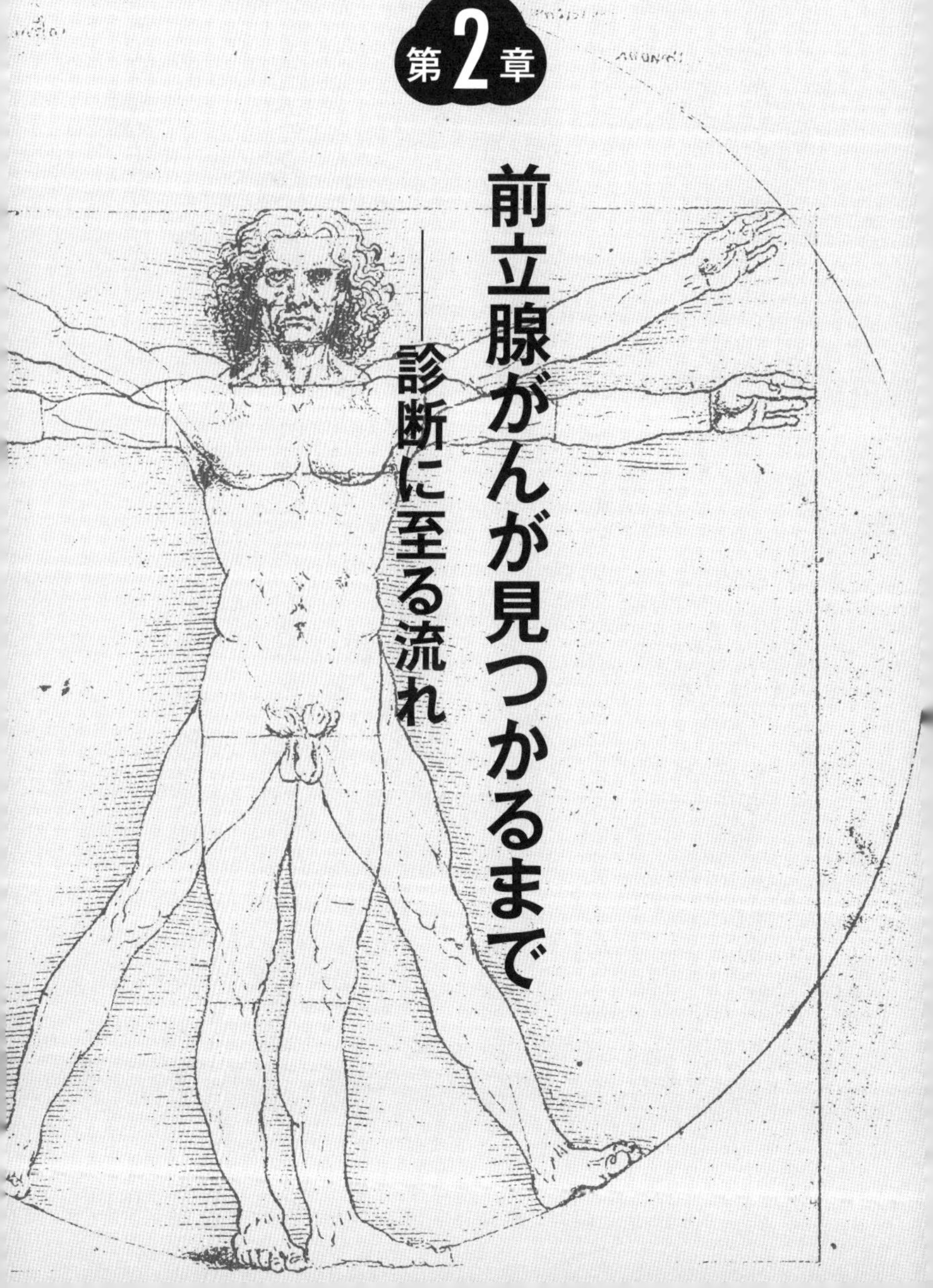

◆前立腺がんが増えている

前立腺の主な疾患といえば、第1章でお話しした前立腺肥大症、前立腺炎、そして前立腺がんです。

前立腺がんは、世界的に見ると非常に発症頻度の高い疾患です。もともとは欧米の男性に多く、日本ではあまり多く見られるがんではありませんでした。しかし、近年は罹患者数が急増しており、2019年に男性が罹《かか》る部位別がんのうち、大腸がん、胃がんを抜いて第1位になりました(e-Stat、全国がん登録)。

罹患率は加齢に伴って上昇し、特に65歳以上の方に多く、80歳以上では20%前後の人に前立腺がんが認められるともいわれています。そのため典型的な高齢者のがんと認識されていますが、最近は50歳代の患者さんも目立ち、稀に40歳代での発症も見られます。

このように、日本において前立腺がんが急激に増加している背景には、まず単純に寿命が延びたことが挙げられます。つまり、そもそも前立腺がんは典型的な高齢者のがんですから、高齢化が進めば進むほど、当然、罹患者数も増えていくわけです。

さらに、食生活の変化が挙げられます。昔の日本人の食事は、ご飯に味噌汁、それに魚や野菜を中心としたおかずといったスタイルでした。しかし、今は欧米スタイルがすっかり定着し、戦前はほとんど食卓に上らなかったような動物性脂肪や乳製品をふんだんに摂取しています。その動物性脂肪や乳製品が、実は前立腺がんの危険因子として指摘されているのです。ですから、特に、前立腺がんの若年層の増加は、こうした食事との関連性が高いと考えられています。

もう1つ、前立腺がんが増加している原因として、検査の精度が上がったことも挙げられます。前立腺がんの検査といえば、以前は医師が肛門から指を入れて行う直腸診が主流でしたが、現在ではPSA検査が普及し、早期のがんを発見することができるようになりました。PSA検査については後で詳しくお話ししますが、簡単にいうと、血液を採取して、前立腺がんに特有の物質を調べる検査で、精度が高く有効なスクリーニング検査として、世界中で実施されているものです。

つまり、このPSA検査によって、これまでは見つからなかったがんも発見できるようになったことが、罹患者数の増加につながっていると考えられているのです。

◆前立腺がんの症状と検査・診断方法

前立腺がんは、初期には無症状ですが、がんが大きくなると尿道や膀胱を刺激して、

・尿が出にくい（排尿困難）
・尿の回数が多い（頻尿）
・尿が残った感じがする（残尿感）
・尿意を感じるとトイレに行くまで排尿をがまんできない（尿意切迫）
・下腹部の不快感

など、前立腺肥大症と同じような尿道狭窄《きょうさく》症状や膀胱刺激症状をもたらします。

また、進行がんになると、血尿、尿閉の症状を呈し、最終的には骨への転移による強烈な骨痛を訴えます。

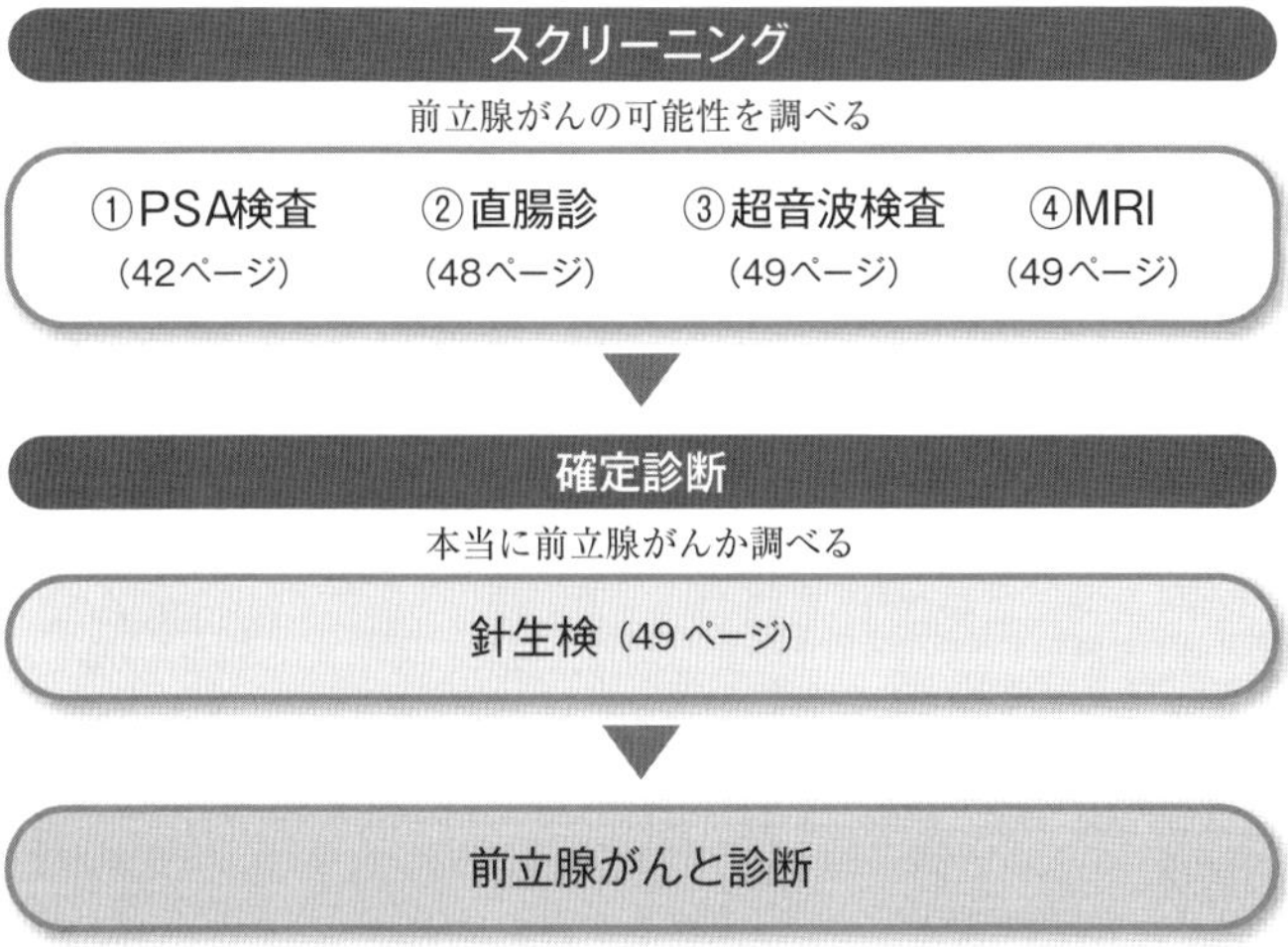

図2　前立腺がんと診断されるまで

私が医師になった約35年前は、血液のＰＳＡ検査は普及していませんでしたから、前立腺がんはこの骨転移の痛みで見つかることが多くありました。しかし今は、症状は何もないのに、検診や人間ドックのオプションでＰＳＡを測定して「高い」と言われ、泌尿器科を受診することが圧倒的に多くなっています。

受診すると、指を肛門から入れて前立腺を触る直腸診や、超音波を発する器具を肛門から入れて前立腺を診る検査、あるいはＭＲＩ検査をして、いずれかで異常があれば針生検を行い、その結果、前立腺がんであることがわかると病期診断を行います。
すなわち、前立腺がんの検査・診断は、
（1）前立腺がんの可能性を調べる「スクリーニング」（ＰＳＡ検査、直腸診、超音波検査、ＭＲＩ）
（2）本当に前立腺がんかどうかを調べる「確定診断」（生検）
（3）前立腺がんと診断された後にがんの進行度を調べる「病期診断」
という手順で行われます（図2）。

◆スクリーニング①：ＰＳＡ検査

では、少し詳しく説明いたします。

まず、「ＰＳＡ検査」ですが、ＰＳＡというのはprostatic specific antigen（前立腺特異抗原）の略で、前立腺の上皮細胞と尿道の周囲の腺から分泌される特殊な糖タンパク（酵素）です。基本的に前立腺からしか分泌されませんから、ＰＳＡ値が上がったら「とにかく前立腺が悪い」と考えられます。

ＰＳＡの働きは、タンパク質を分解して液状にすることにあります。すなわち、精液が固まるのを抑え、精液中の精子が自由に動き授精しやすいようにする働きです。健康な状態でもごく少量のＰＳＡが血中に漏れるのですが、前立腺の病気に罹るとさらに多くのＰＳＡが漏れるため、血中ＰＳＡが高くなるのです。

血中ＰＳＡは、約１mLの血液で調べることができるので、一般の血液検査と同時に行えます。そのため自治体によっては、生活習慣病検診でもこのＰＳＡ検診が実施されるようになっています。

一般に、ＰＳＡの正常値は４・０ng/mL（ナノグラム／ミリリットル）以下とされ、グレーゾーンといわれるＰＳＡ４・１～10 ng/mL の間では20～30％、ＰＳＡ10・１～20 ng/mL の間では50％にがんが見つかります。

このようにＰＳＡ検査は、前立腺がんのスクリーニングとして極めて有効な方法ですが、前立腺がんのみに特異的なマーカーではなく、前立腺肥大症や前立腺炎でも数値が上昇することがあります。そこがＰＳＡの限界なのですが、それでも種々のがんの血液検査の中で、最も頼りになる検査です。

・ＰＳＡ値を利用したさまざまな指標

しかし、一方で、果たして「誰も彼もがＰＳＡ検査を行う」ことが良いことなのか、という議論もあります。つまり、ＰＳＡ検査の導入により、早期がんがより見つかるようになり、死亡率が低下したとはいえ、１人の前立腺がん死を予防するために、膨大な数の人をスクリーニングし、不必要な生検を行うことに合理性を見出せないという意見が上がっているのです。

確かに、現在の診断学では、ＰＳＡ値だけで前立腺がんの最終診断はできません。ＰＳＡ値が高い原因を特定するには、生検が必要です。が、それには検査に伴う被験者の身体的負担や苦痛、また医療費の問題も無視できません。

そこで、陰性生検を減らそうということで、生検を実施するか否かを決定するにあたっては、「年齢別ＰＳＡ値」「ＰＳＡ密度」「ＰＳＡ速度」「Ｆ／Ｔ比」などが指標として使われることがあります。

①年齢別PSA基準値

PSA値は加齢とともに上昇するため、年齢階級別に基準値を定めたもので、

- 50～64歳　3・0ng/mL
- 65～69歳　3・5 ng/mL
- 70歳以上　4・0ng/mL

が正常値として推奨されています。

②PSA密度（PSAD）

PSA値を前立腺の容積で割ったものです。PSA密度が低いケースでは、前立腺がんではなく、前立腺肥大症の可能性を考える場合があります。

③PSA速度

時間をおいてPSAを測定したときの値の上昇の速さです。検査値が速く上昇している場合は、がんの可能性が高いと考えられます。

④ F／T比

PSAの中には、タンパク質と結合したPSAと、結合していない遊離PSAがあり、それらを合わせて総PSAといいますが、F／T比とはその総PSAに対する遊離PSAの割合を示すものです。そして、F／T比が低いほど、前立腺がんの可能性が高いと考えられます。

これらは、いわばPSAの前立腺がんに対する特異度を上げる手法ですが、いずれも決定的とはいえません。

・PSA検査、米国での動向

予防医学の考え方が発達している米国では、50歳以上の男性の70~80％以上が、少なくとも過去に1回はPSA検査を受けているといわれています。要は、米国では、以前は「早期発見のためにPSA検診を積極的に行って、少しでも疑わしかったら、どんどん生検もしましょう」という考え方が主流だったわけです。

ところが、ここにきて形勢が変わり、米国泌尿器科学会のＰＳＡ検診に関するガイドラインでは、

・40歳未満のＰＳＡ検診は推奨しない。
・40～54歳にはＰＳＡ検診を勧めない。
・55～69歳まではＰＳＡ検診を行ってもよいが、検診を受ける患者さんが、その有益性と不利益を十分に認知してから行うべきだ。
・検診の間隔は2年を勧める。
・70歳以上、あるいは余命が10～15年以内の男性には、ＰＳＡ検診は推奨しない。

と提言されています。学会内でも、真っ二つに割れているのが現状のようです。

日本はまだ、そうした状況にはありませんが、その内容を吟味し、慎重に検討する必要があると思います。ただ、医師として私の個人的な意見を言うなら、優先すべきは命を救うことで、前立腺がんの早期発見、早期治療を可能にしたＰＳＡ検査は、やはり有用なものだと思います。

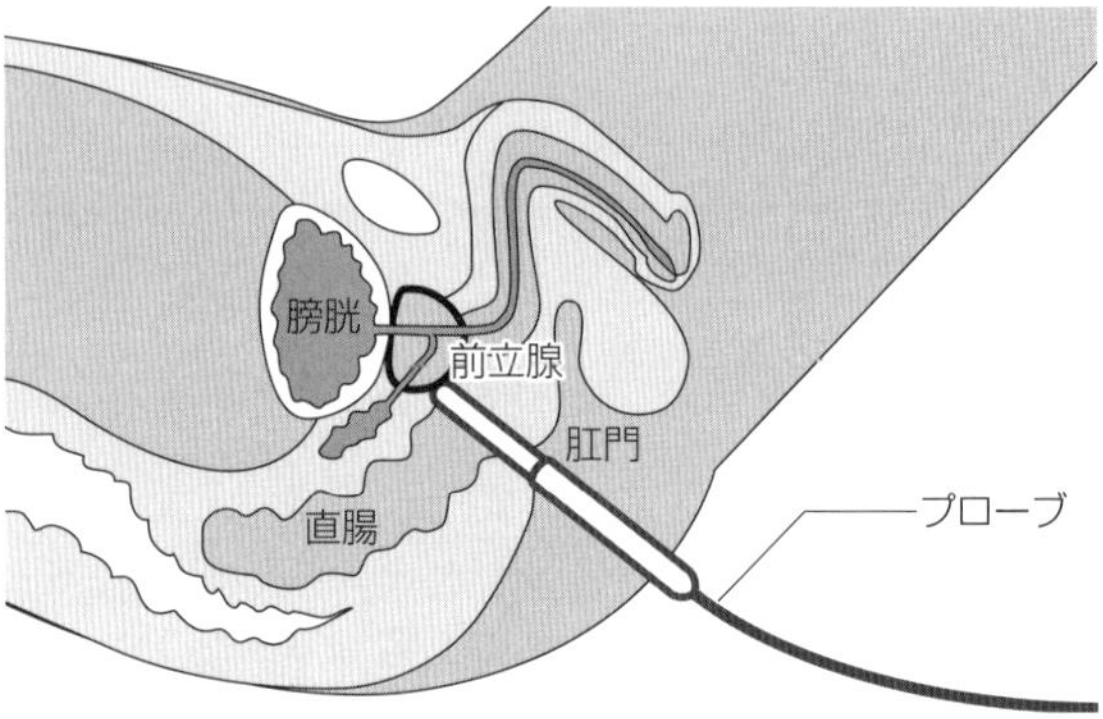

図3　超音波検査

◆スクリーニング②：直腸診

原始的に思われるかもしれませんが、「直腸診」も重要です。前立腺がんの中には、ＰＳＡ検査では検出できないものもありますが、そのようながんも直腸診を行うことで発見されることがあります。

直腸診は、医師が患者さんの肛門から直腸に指を入れ、腸の壁越しに前立腺を触り、前立腺の大きさや表面の凹凸、硬さ、弾力性、押したときの痛みの有無などを調べるものです。正常な前立腺は弾力があり、表面は滑らかですが、がんができているとしこり（硬《こう》結《けつ》）が認められ、進行するとさらに大きく、表面がごつごつして、石のように硬くなっています。前立腺肥大症の場合も前立腺は大きくなりますが、表面は滑らかで弾力があるので、がんと区別できます。

◆スクリーニング③：超音波検査

「超音波検査（経直腸的前立腺超音波検査）」は、超音波を発する器具（プローブ、図3）を肛門から入れて、超音波の反響を利用して前立腺の状態を調べる検査です。典型的ながんはやや暗く映り、低エコー領域として表されます。

◆スクリーニング④：MRI検査

近年、最も発達したのがMRI検査です。MRI検査の良い所は、前立線の内部構造が鮮明にわかることですが、さらに一つの検査で色々な角度から評価が可能になりました。その結果、がんに対する評価を5段階に分けることが可能になりました（PI-RADS分類）。1、2段階ではがんの可能性は低く、4、5段階では高く、3段階ではPSAなど他の検査の状態も考慮し考えていきます。

◆確定診断：前立腺針生検

スクリーニング①〜④で前立腺がんが疑われる場合は、最終的な診断を行うために、前立腺に針を刺して組織を採取し、がん細胞があるかないかを調べる検査を行います。これが「前立腺針生検」です。病院によって方法が異なることがありますが、多くは、直腸の中から針を前立腺に向かって刺す方法（経直腸法）と、肛門の上の皮膚から前立腺を刺す方法（経会陰法）の2通りです。

経直腸法は、超音波の器械を直腸に挿入して、前立腺の周囲に細い針で局所麻酔薬を注射して痛みを和らげてから、最低10~12本の針を前立腺に刺します。１９９０年代は6本しか針を使いませんでしたが、診断の能力や治療への情報を強化するために、現在では多数の箇所から組織を採取する多部位生検を行う傾向にあります。この方法は外来でも可能ですが、多くの施設が1泊2日で行っています。一方の経会陰法は、腰やお尻に麻酔をして、下半身の感覚を麻痺（下半身麻酔）させてから、肛門の上の皮膚に針を刺すやり方です。これも最低10~12本の針を刺しますが、なかには20本以上刺す場合もあります。

また最近の最先端の方法は、ＭＲＩでのがん疑いの場所を超音波上に反映させて狙って（ターゲット生検）生検する方法で、がんの発見率を向上させています。当院でも早くからウロナビ（ＵｒｏＮａｖ）システムで実施しています。ＭＲＩで疑われた場所を超音波に反映させて正確に針を刺します。１泊入院で全身麻酔で実施しています。

いずれの方法も安全ですが、前立腺に多数針を刺すため、血尿、血便、血精液、発熱、一時的な排尿障害などの軽微な副作用があります。ほとんどの場合は、治療をしなくても自然によくなりますが、稀に前立腺炎、熱発の合併症で入院が必要になることがあります。

病理の結果は、いずれも針を刺してから約１週間で出ます。

◆がん細胞の悪性度を調べる「グリソンスコア」

病理診断（生検）には「グリソンスコア（ＧＳ）」というスコアがあります。これは採取した病理標本とその患者さんの予後とを検討して、予後判定に使用するスコアで、病理学者のグリソンによって考案されたものです。

具体的には、針生検で採取したがん細胞を顕微鏡下で調べて、がんの悪性度を判断

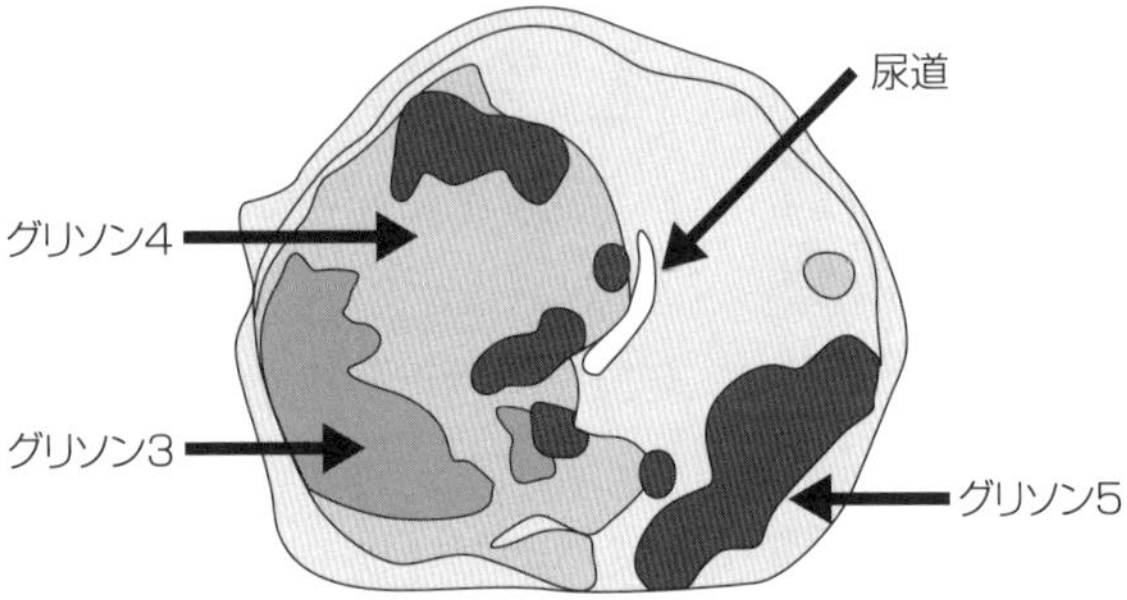

図４　前立腺の断面図

するもので、その際用いられる評価指標がグリソンスコアです。スコアの出し方は、最も大きい病変（優勢病変）と2番目に大きい病変（随伴病変）を判定し、その数値の合計で2～10の9段階に分類します。例えば、優勢病変が2、随伴病変が3なら、グリソンスコアは「2＋3＝5」となります。

手術で摘出した標本を例にして見てみましょう（図4）。前立腺の一断面を模式化した図ですが、大きながんがあり、しかもグリソン3～5が混在しているのがわかります。この例では面積が一番大きいのがグリソン4、2番目が5ですので、グリソンスコアは4＋5となります。

グリソンスコアが高いほど、がんの悪性度は高くなり、

・グリソンスコア　2〜6　↓　比較的進行の遅い前立腺がん（高分化腺がん）
・グリソンスコア　7　↓　中等度の悪性度の前立腺がん（中分化腺がん）
・グリソンスコア　8〜10　↓　悪性度の高い前立腺がん（低分化腺がん）

となります。

つまり、グリソンスコア6以下の高分化腺がんの顔つきは、正常細胞にかなり近く、悪性度は低いのですが、グリソンスコア8以上の低分化腺がんは、成長が遅い前立腺がんの中でも比較的成長が早くて進展がしやすく、また予後の成績も思わしくなく、再発・転移をしやすい傾向にあります。

ちなみに、がん以外の病気で亡くなった男性を解剖すると、70歳を超えた人の20〜30％、80歳を超えた人の30〜40％が、前立腺がんを持っているといわれます。このように解剖によって初めて見つかるがんをラテントがんと呼びますが、そのほとんどが「おとなしい」高分化腺がんです。しかし、PSAなどで発見される大多数のがんは「おとなしい」がんではありません。

《第2章　前立腺がんが見つかるまで　まとめ》

- 前立腺がんは特に65歳以上の**高齢者に多い**が、稀に40代での発症もみられる。
- 前立腺がんが日本で急増している理由は①高齢化②食生活の欧米化③PSA検査の導入による早期発見である。
- 前立腺がんと診断されるプロセスは、①**スクリーニング**（PSA検査、直腸診、超音波検査、MRI検査）②**確定診断**（針生検）③**病期診断**である。
- 血液に含まれる酵素の量を調べる**PSA検査は、頼りになる方法**である。
- 針生検は、前立腺に針を刺し、組織を採取してがん細胞の有無を確かめる方法。

第3章

前立腺がんを治療するには

―治療方針と選択肢

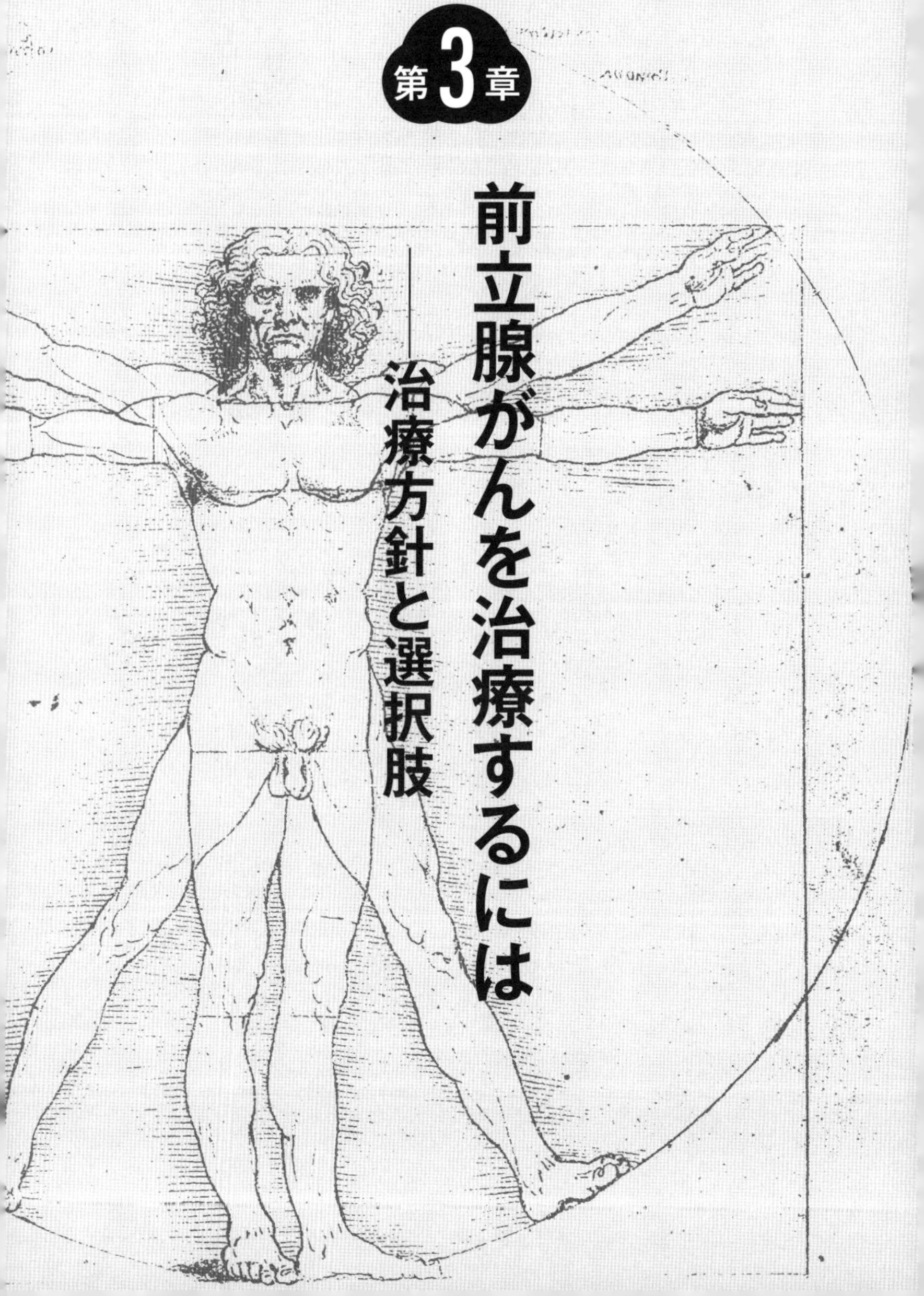

◆病期診断：骨シンチグラフィー、レントゲン、CT、MRI検査

針生検で前立腺がんと診断されると、次にどのようながんかを把握（病期診断）するために、いくつかの検査をします。

前立腺がんは、骨に転移しやすい性質があるため、「骨シンチグラフィー」という検査をするのもその1つです。これはテクネチウムというラジオアイソトープを含んだ薬剤を注射して行う核医学検査で、注射した薬剤が骨の代謝や反応が盛んなところに集まる性質を利用して、骨転移の有無を調べます。

検査方法は、まずテクネチウムの注射をして、3～4時間後に全身の骨を特殊なカメラで撮影して画像にします。ただ、早期のがん（低リスク）では、骨転移は極めて稀ですから、必ずしもこの検査を行う必要はありません。しかし、念のために確認する医師は多いようです。

さらに、CT検査を行って、主に骨盤内で前立腺に近いリンパ節転移がないかを診ます。医師によっては、MRI検査で、前立腺内のがんの位置や、前立腺の外にがんが広がっていないか（被膜外浸潤）を調べることもあります。

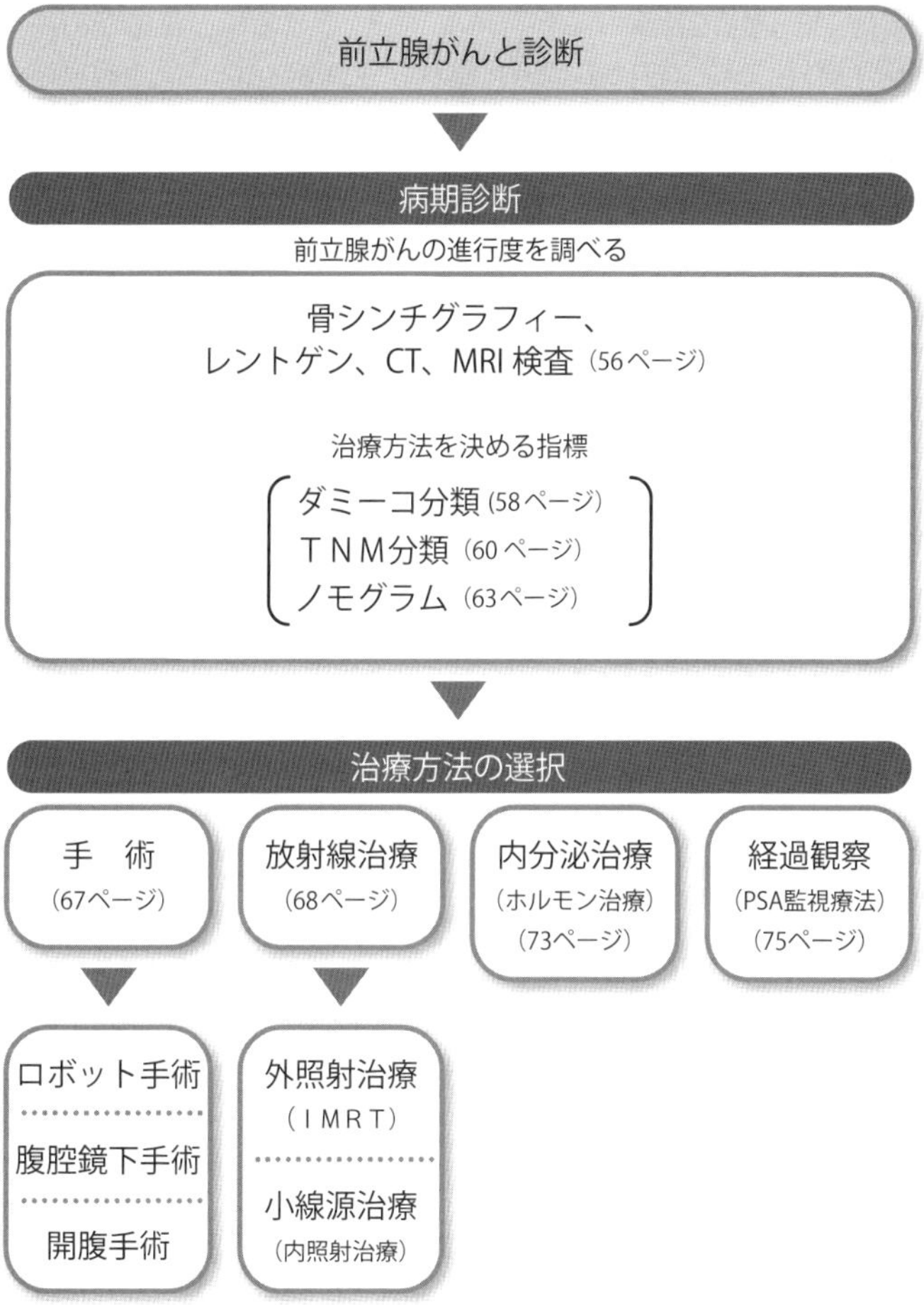
前立腺がんと診断
病期診断
前立腺がんの進行度を調べる
骨シンチグラフィー、
レントゲン、CT、MRI検査（56ページ）
治療方法を決める指標
ダミーコ分類（58ページ）
ＴＮＭ分類（60ページ）
ノモグラム（63ページ）
治療方法の選択
手　術
（67ページ）
放射線治療
（68ページ）
内分泌治療
（ホルモン治療）
（73ページ）
経過観察
（PSA監視療法）
（75ページ）
ロボット手術
腹腔鏡下手術
開腹手術
外照射治療
（ＩＭＲＴ）
小線源治療
（内照射治療）

図５　前立腺がんと診断されてから

低リスク群	・PSAが10未満　しかも ・グリソンスコアが6以下　しかも ・直腸診で「触れない」「小さく触れる」	ごく早期。治療後の再発率は低い。経過観察を選ぶケースがやや多い。
中リスク群	・PSAが10～20　または ・グリソンスコアが7　または ・直腸診で「やや大きく触れる」	治療後の再発率は、低リスクと高リスクの中間。
高リスク群	・PSAが20以上　または ・グリソンスコアが8以上　または ・直腸診で「大きく触れる」「前立腺の外へ浸潤があるように触れる」	治療後の再発率は高い。放射線治療と内分泌治療の組み合わせを選ぶケースがやや多い。

図6　ダミーコ分類

これらの検査と針生検の病理の結果（がん組織が何か所検出されたか、どこの部位か、どのくらいの大きさか、悪性度はどうか）、直腸診の結果などを総合的に判断して、がんの状態を理解、把握します。そして、その状態を十分考慮したうえで、適した治療方法を患者さんやそのご家族と相談しながら決めていきます。

◆治療方針を決める

・ダミーコ分類

治療方法を決めるときに役立つ、いくつかの分類方法があります。

その中の1つに、アメリカの放射線科医・ダミーコらが考案した「ダミーコ分類」（図6）

があります。これは血液のPSAの値、直腸診で触ったときの状態、生検のグリソンスコアを組み合わせたリスク分類で、根治治療が期待できる限局性前立腺がん（がんが前立腺の内部に留まっていて転移していない状態）に対する治療の選択に広く用いられているものです。

「ダミーコ分類」は低・中・高リスクの3つからなっています。

低リスクはPSAが10未満で、しかも直腸診で「触れない」もしくは「触れても小さく触れる」状態、さらにグリソンスコアが6（3＋3）以下です。この低リスク群は、どの治療を受けてもその後の再発率は低く、早期がんの中でも極めて早期に入ります。したがって、後で説明する、積極的な治療をすぐにはしない経過観察（PSA監視療法）が当てはまることもよくあります。

中リスクは、PSAが10～20の間、または直腸診で「やや大きく触れる」、またはグリソンスコアが7の場合。治療後の成績は、低リスクと高リスクの中間くらいになります。

一方、高リスクは、PSAが20以上、または直腸診で「大きく触れる」もしくは

「前立腺の外へ浸潤があるように触れる」状態、あるいはグリソンスコアが８（４＋４）以上の場合です。低リスク群と比較すると、いずれの治療を受けても再発率は高い傾向が出てきます。

低・中・高リスクのどの群でも、手術、放射線治療、内分泌治療（ホルモン治療）、あるいは経過観察も可能ですが、一般には、低リスクで経過観察を選択する方がやや多く、高リスクで放射線治療と内分泌治療の組み合わせを選ぶ方が若干多い傾向にあります。

ダミーコ分類は比較的わかりやすい分類ではありますが、実際にどういう治療を行うかは、さらに画像や生検の詳しい情報を加味し、患者さんの身体的状況（既往歴や現在罹っている病気の状態など）や、治療に対する希望などを十分に考慮して決定します。

・TNM分類

もう１つ、国際的によく使われているリスク分類に「TNM分類」（図７）がありま

原発腫瘍 （T：Tumor ＝腫瘍）	T０	腫瘍なし （固まりを作っていない）
	T１～ T４	がんの大きさ、浸潤の程度により、各臓器別に分類
リンパ節転移 （N：Nodes ＝リンパ節）	N０	リンパ節転移なし
	N１～ N４	リンパ節転移の程度により、各臓器別に分類
遠隔転移 （M：Metastasis ＝転移）	M０	遠隔転移なし
	M１	遠隔転移あり

図７　TNM分類

す。これは、がんの進展の度合い（病期／ステージ）を示したものです。

・Ｔ（Tumor）は、原発（前立腺がんであれば前立腺内）のがんの状態
・Ｎ（Nodes）は、リンパ節転移の状態
・Ｍ（Metastasis）は、遠隔転移の状態

ですから、１人の患者さんに、それぞれＴ、Ｎ、Ｍの状態があります。

現在、早期の前立腺がんで最も多いのがＴが１ｃ、Ｎが０、Ｍが０の状態です。

このＴ１ｃＮ０Ｍ０の状態は、図６に詳しく説明した通り、まずＴ１ｃが直腸診でも触れず、

画像でもよく見えないことを意味します。このこと自体が早期がんであることを示しますが、さらにN0はリンパ節転移がないこと、M0は骨などへの遠隔転移がないことを示します。放射線治療や手術は、このようにリンパ節転移がない（N0）、遠隔転移がない（M0）という条件のもとで、基本的に局所である前立腺を治療するものです。

一方、T1a、T1bは特殊な例で、典型的なのは、前立腺肥大症の診断で前立腺を削る手術（がんでは通常やらない手術）を受け、その削った病理の標本から偶然、前立腺がんが検出された場合です。現在でも、前立腺肥大症の手術を受けたときに、約5％の人に見つかります。この削った標本の中に5％以下のみ、がんが見つかった場合（T1a）は、経過観察（PSA監視療法）を選択することが多くなります。5％以上の場合（T1b）は手術を含めた積極的な治療も選択肢に入ります。ただ、もともと前立腺肥大症の手術を受けた方たちですから、比較的高齢の方が多いということがあります。ですから、1人1人の状態をよく考えて、治療を選択する必要があります。

・ノモグラム

治療方針を決める際に役立つものに、「ノモグラム（計算図表）」があります。これは特殊な数学的モデルで、複数の臨床病理学的因子を総合して、がんの有無、浸潤、転移、再発などの予測リスクを算出し、1つの数値として示すツールです。すなわち、いくつかのデータを座標に入力することで、グラフ上から計算式に基づいた数値が得られるというものです。

ノモグラムの最大の利点は、複数の予後変数を組み合わせるため、単一のリスク因子による分類やステージ（病期）分類よりも、個々の患者さんについてより正確な予後予測が可能だということです。現在ある予測方法の中で、一番良い方法といえるでしょう。

米国では、前立腺がんと診断されたとき、患者さんは必ず「手術した場合、放射線治療をした場合、ホルモン治療をした場合、再発率はどれくらいですか？」と、医師に数字を要求してきます。そのときに使われるのが、このノモグラムです。「これは1つの参考ですが、これをベースに考えてください」というわけです。

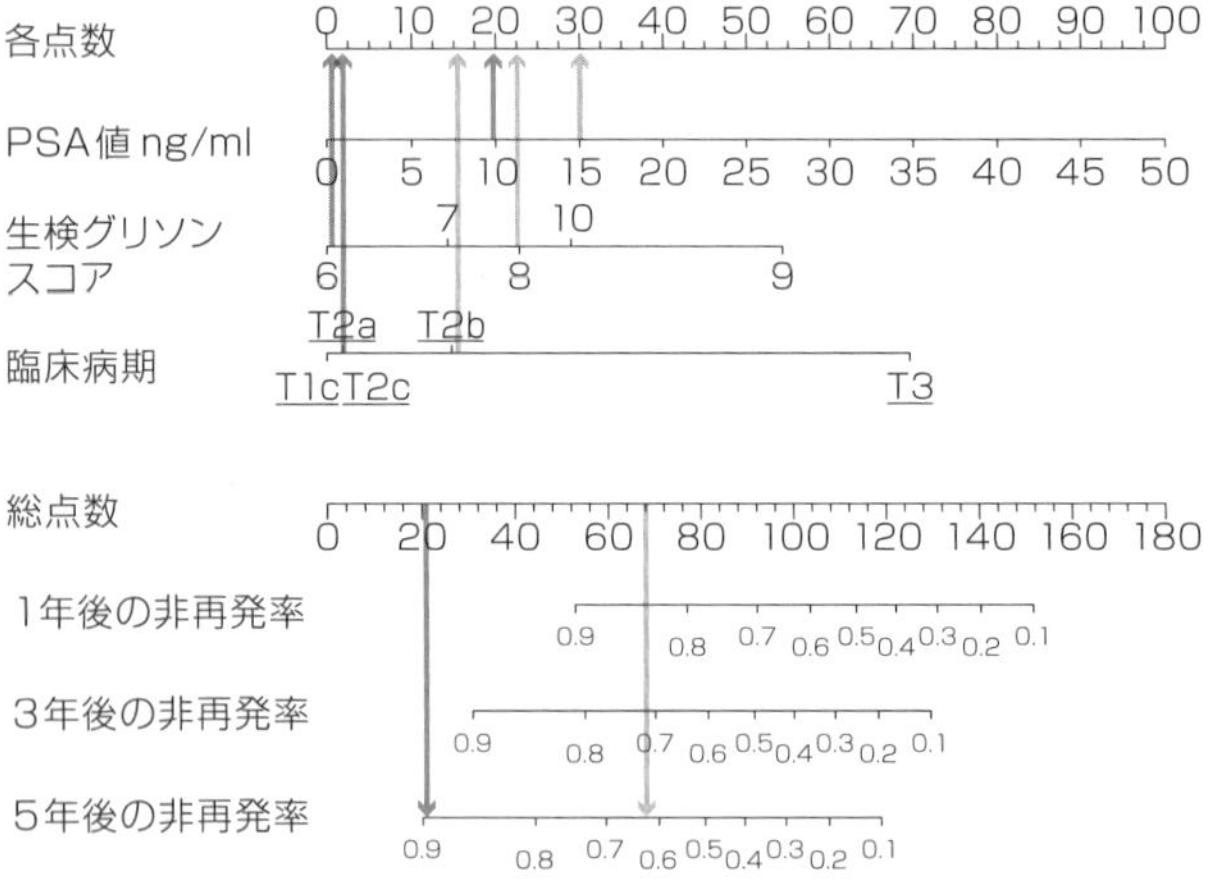

図8　ノモグラムの例

余談ですが、ノモグラムの発祥地は米国の、私がかつて留学していたベイラー医科大学とその後スタッフとして働いたニューヨーク市メモリアル・スロン・ケタリングがんセンターで、当時私もその開発に携わっていました。そうしたこともあって、今でも独自に開発したノモグラムを使用し、治療の参考にしていますが、残念なことに、日本全体を見渡してみると、あまり使われていないのが現状です。

後で手術の際の神経温存の話が出てきますが、その神経温存をするか否かを判断するにも、ノモグラムが大いに参考になります。

図8は、過去にロボット手術を受けた60

0人のデータをもとに開発したノモグラムです。基本となるPSA値、生検のグリソンスコア、そして臨床病期を使って手術後の再発率（PSAの再上昇）を予測します。

それぞれの結果を一番上の「各点数」に当てはめて点数を出し、それらを加算して下の「総点数」に当てはめたとき、その点数に相応する下の3つの線が、手術後1、3、5年後の非再発率を示します。

例えば、PSAが10、生検のグリソンスコアが6で臨床病期がT2aのいわゆる低リスク群の患者さんでは、5年後で非再発率は約90％です。同様にハイリスク群（PSA15、生検のグリソンスコア8、臨床病期T2b）の例では手術後1、3、5年後の非再発率は84％、71％、62％と予測されました。

このように鮮明に数字で表されますので現実を突きつけられる感じがありますが、やはり正確に予測することは重要で、再発した際にどうするか、といったことも前もって検討することも大切です。

◆前立腺がん治療、4つの選択肢

治療方法の考え方は、以下のように、大きく3つに分かれます。

（1）転移のない早期がん
（2）転移はないがPSAがかなり高く、悪性度も高い局所進行がん
（3）骨転移やリンパ節転移があるがん

そして、先述したように、（1）転移のない早期がんでは、手術、放射線治療（外照射・小線源治療）、内分泌治療（ホルモン治療）、経過観察（PSA監視療法）の、どの治療も選択できます。

（2）転移はないが進行しているがんでは、やや選択肢が狭まり、通常、小線源治療は選択できませんし、経過観察も基本的にはお勧めできません。標準治療はホルモン治療2~3年と外照射治療（IMRTや粒子線）の組み合わせとされ、場合によっては手術が選択されることもあります。

図9

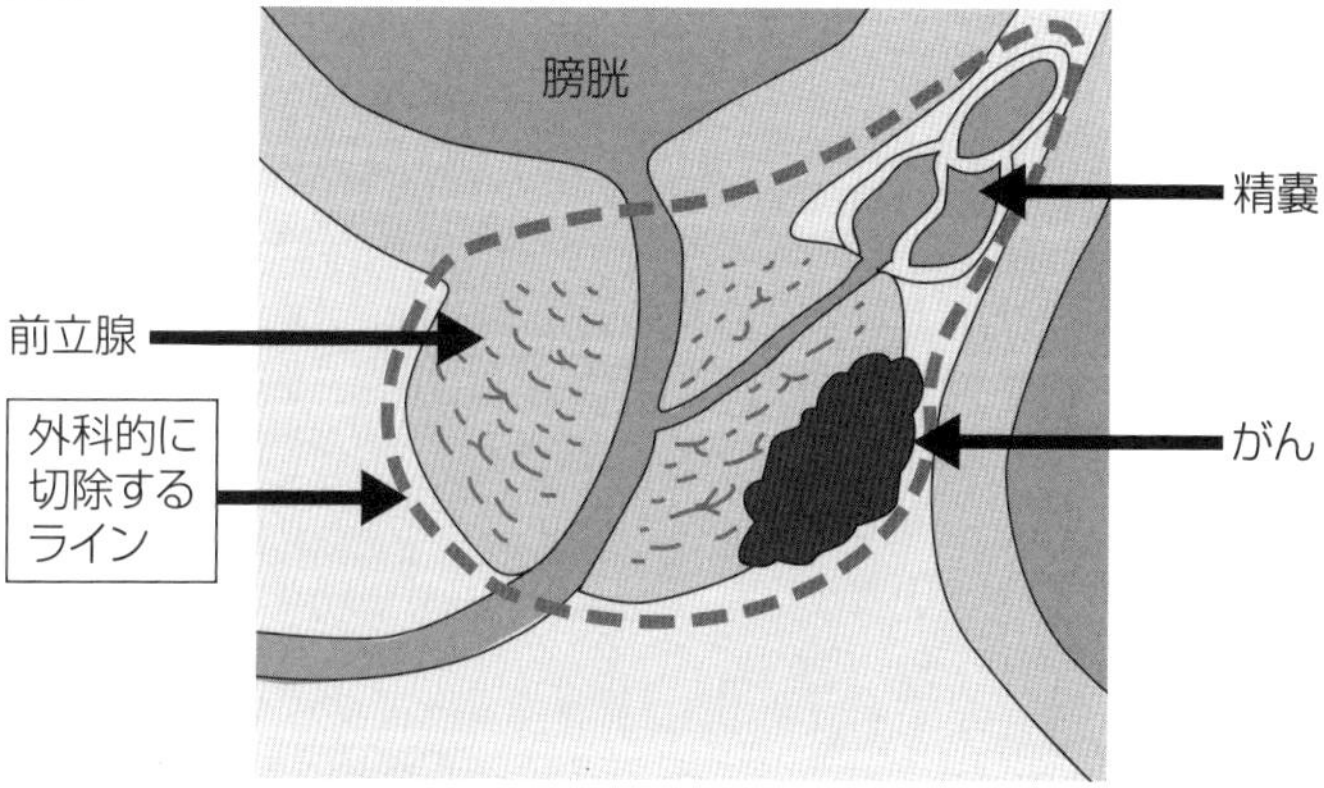

手術時の切除範囲。付随する精嚢や精管とともに全摘除する

また、（3）転移がある場合は、局所治療ではなく、基本的に内分泌治療となります。

しかし、最近では骨転移やリンパ節転移が少数（4個以下など）であれば局所の治療である手術や放射線をすることの意味（悪化するまでの時間を長くする、排尿症状を和らげる）があることがわかってきました。個々の患者さんの病気の状態を良く把握し、場合によっては手術ということもあり得ますので、担当の先生と良く相談して下さい。

では以下で、各治療法を大まかに説明いたします。

治療の選択肢① 手術(開腹手術、腹腔鏡手術、ロボット手術)

手術は、合併症のない限局性がんの場合、最も治療効果が高い方法だとされています。

しかし、ほかの多くのがんと違って部分切除という選択肢はなく、基本的にすべて前立腺全摘除術になります。つまり、がんを完全に取り去り、治癒することを目的とします。

開腹手術のほかに腹腔鏡手術、本書のメインテーマである手術ロボットを利用するロボット支援腹腔鏡手術(「ロボット手術」)があります。東京国際大堀病院では多くのロボット手術を実施しており、開院3年目は191人の手術をしました。これは東京都で1番、日本で3番とのこと、4年目は214人の手術をしており日本一ももうすぐかと思います。

詳しくは次章以降でお話ししますが、ロボット手術は

・出血が少ない
・術後の痛みが少ない

・感染など他の合併症も少ない
・術後の尿失禁の改善が早い
・勃起不全からの回復も早い傾向がある
など、多くの利点が認められています。

治療の選択肢② 放射線治療：外照射治療（ＩＭＲＴ、粒子線治療）、小線源治療（内照射治療）

放射線治療は、20年前までは決して良い治療とはいえませんでした。その大きな理由は、当時の器械の精度が悪く、前立腺だけでなく周囲の正常細胞（膀胱や直腸）にも放射線が当たってしまう可能性があり、それゆえ十分な放射線量を照射することができなかったためです。十分な放射線量が当たらないと、その効果は限られてしまいます。ですから当時は、放射線は骨転移の痛みをとるために使われていました（現在でもそういうことはあります）。

放射線治療には外照射と内照射（小線源治療）の2種類があります。

外照射治療（ＩＭＲＴと粒子線治療）

現在では強度変調外照射（ＩＭＲＴ）が、最も標準的な方法です。

これはコンピュータでコントロールされた器械により、複雑な前立腺の輪郭に沿って放射線をかける方法で、周囲にある正常な細胞に放射線がかかってしまうのを抑えながら、十分な量の放射線を前立腺にかけることができます。

ＩＭＲＴは日本でも２０００年頃より開始され、普及しつつありますが、正確な治療を行うためには、照射を行う際のがんの位置のずれや放射線の線量の誤差に対する精度管理が厳しく要求されるため、もしＩＭＲＴを勧められたり、検討している場合は、その病院にＩＭＲＴ治療の豊富な経験があるかどうかを確認すべきです。

通常、月曜から金曜日まで毎日、10週間実施します。正確に位置を決めて照射しなければならないので、一般的な外照射よりもやや時間がかかり、病院に入ってから出るまでに2時間ほど必要です。それを10週間続けるわけですから、なかには通院することがなかなかできなくて、治療を断念する方もいます。しかし、早期前立腺がんに対するＩＭＲＴの効果は、手術に匹敵するといわれます。

また、転移はないが高リスクのがん、例えば「ＰＳＡが30、グリソンスコアが４＋４以上、しかも直腸診で触れる」ようながんでは、先述したように内分泌治療２〜３年間とＩＭＲＴを組み合わせた治療方法が標準的な方法とされます。

このようにＩＭＲＴは良い治療法といえますが、臨床医として悩ましいのは、放射線治療後の再発の判断です。手術の場合は手術後６週間でＰＳＡが０・１以下になり、０・２以上になると再発を疑いますが、放射線の場合は治療後、ＰＳＡが下がるのに時間がかかり、ＰＳＡが最低値になった後に最低値＋２・０以上になると再発を疑います（これ以外の定義もあります）。

ＩＭＲＴに加え２０１８年４月に粒子線治療も保険がきくようになりました。ＩＭＲＴは放射線の中の光子線、その中のＸ線の照射ですが、粒子線はＸ線より殺傷能力が強く、陽子線や重粒子線に分けられます。大規模な施設が必要で、日本には現在19施設あります。それでも世界一の数だと思います。殺傷能力が高いため、治療に必要な日数が短くなる利点があります。今後、さらに期待できる治療ですが、現時点ではＩＭＲＴとほぼ同等の治療成績です。

図10

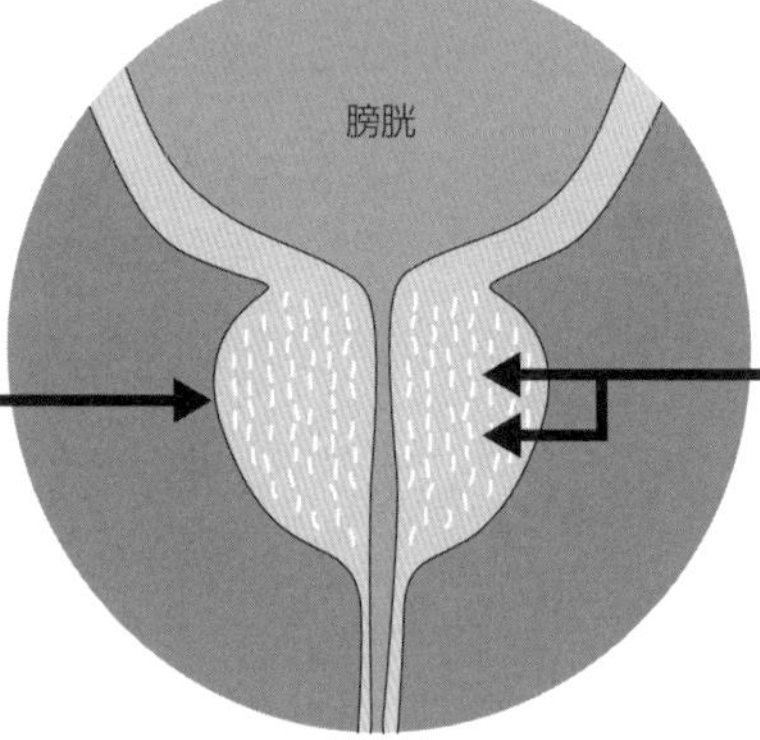

前立腺の内部に40～100個の小線源が挿入される。

小線源治療（内照射治療）

小線源治療は、放射性物質を治療する部位に留置して直近より治療する放射線治療です。

前立腺がんでは、部分麻酔や全身麻酔をした後に、肛門の少し上の皮膚から前立腺に向かって針を刺し、この針の中を通して、チタンのカプセルで包んだ放射線物質（ヨード製剤）を前立腺に埋め込みます（図10）。IMRTと違って、前立腺の内部から放射線を照射するので内照射とも呼ばれます。

小線源の利点は、短期間の入院（通常3泊4日）で済み、治療後の副作用は一時的な排尿障害にとどまり、大きな副作用が少ないところにあります。一般には、低リスクのがん（PSAが10未満、グリソンスコア3＋3で、直腸診で触れないがん）が最も良い対象といえますが、最近では中リスクや高リスクがんの一部の方にも実施されています。また、中～高リスクがんの場合、照射線量を増やすために、小線源と外照射を併用することもあります。外照射を併用することで、どれほど成績が良くなり、また副作用が増えないかなどについてはまだ不明瞭な点はありますが、アメリカではこの併用が推奨されてきました。

いずれにしても小線源治療は概して身体への影響が少なく（低侵襲）、高齢者の低リスクがんにはとても良い治療法だということができます。

ちなみに、前立腺が40ccを超えて大きい場合は、小線源治療がやりにくくなることが多く、3～4か月、内分泌治療をして前立腺を小さくしてから行うこともあります。

治療の選択肢③　内分泌治療（ホルモン治療）

内分泌治療は、飲み薬や注射で男性ホルモンを抑える治療です。前にもお話ししましたが、前立腺や前立腺がんは男性ホルモンに依存して成長します。ですから、内分泌治療は、その男性ホルモンをほとんどなくすことで、劇的に効果を示します。

しかし、内分泌治療は基本的に全身の治療であり、転移のない早期がんには最初から積極的には行いません。なぜなら、乳房痛、ほてり、血栓症（心筋梗塞や脳梗塞）のリスクが上昇するなどの副作用があり、さらに内分泌治療を継続するなかで、効果が薄れてくるという欠点があるからです。効果が薄れるのは、押さえ込まれていたがん細胞が、男性ホルモンがほとんどなくても増殖する性質（去勢抵抗性）を獲得して、再び活動を開始（再燃）するからで、これに対しては、抗がん剤、女性ホルモン剤、ステロイドなどが用いられますが、効果には限界があります。

したがって、この治療を選択するのは、高齢であったり、他の病気で麻酔がかけられず手術ができない場合などに限られます。

副作用の心筋梗塞や脳梗塞が比較的多い欧米では、内分泌治療はできるだけ避ける傾向にありますが、日本では古くから積極的に行ってきた経緯もあり、早期がんでも内分泌治療を好む医師もいます。それが絶対的に悪い治療というわけではありませんが、もし、転移がないのに手術や放射線治療を勧められず、初めから内分泌治療を勧められた場合には、その理由を聞いて、十分に話し合ってください。また、内分泌治療の多くは、かなり長期間継続するのが原則ですが、休みを入れて継続するやり方（間歇《かんけつ》療法）もあります。治療を受ける際は、そのことも医師と相談する必要があります。

一方、なかには、「とりあえず内分泌治療を始めて、その後、他の治療を考えましょう」という医師もいます。しかし、内分泌治療は「とりあえずやる」治療ではありません。

さらに、手術前の内分泌治療は「効果に関するエビデンスの少ない治療」であることが世界的に見てはっきりしているのですが、日本では未だに、内分泌治療と手術をセットで考えている医師がいます。内分泌治療をすると、後でお話しする勃起神経の温存などが難しくなりますし、全摘した前立腺の標本から得られる情報が曖昧になってしまいます。したがって東京国際大堀病院では、特殊な理由がない限り、手術前に内分泌治療は使っていません。

治療の選択肢④　経過観察（PSA監視療法）

前立腺がんと診断されたにもかかわらず積極的な治療をせず、PSAを定期的に測定しながら、様子を見ます。これは前立腺がんの成長が多くの場合ゆっくりであり、この先、一生の間、生活の質や命そのものを脅かすことが少ないという可能性があるからです。

典型的なのは、高齢者に発見される「おとなしい」がんです。例えば75歳くらいで前立腺肥大症の診断を受け、手術で前立腺の内側を削った際、削った標本の中にたまたま前立腺がんが見つかった場合は、早期がんの中でも極めて早期のがんと判断され、経過観察をすることが標準的な治療とされています。つまり、PSA値、グリソンスコアがともに低く、直腸診で触れない低リスクがんで、かつ高齢者であれば、平均的な寿命（余命）とのバランスを考えて、この方法を選ぶことがあります。とはいっても、70歳とか75歳でも皆さんお元気で「経過観察だなんて、そんなこと言わずに取っちゃってくださいよ」という方も多くいらっしゃいます。

他方、最近は、50歳代あるいは40歳代後半でもよく前立腺がんが見つかります。そういうケースでは、若年者だからといって尿失禁や性機能障害が起こり得る治療を避けて、経過観察をしようと考える方もいますが、私達はあまり賛成できません。若年者だからこそ、余命は数十年もあるのですから、積極的な治療をすべきです。

端的にいえば、経過観察をするということは、「治療できるタイミング」を失う危険性があるということです。また、手術で神経を温存することができなくなるなど、待てば待つほど、時間の経過とともに、色々な選択肢を失う危険性があるということなのです。

実際、この方法を選んだとしても、5年後までに約半数の方が結局、積極的な治療に移行します。その理由としては、がんの進行（PSAの上昇、再度の針生検でその内容の悪化）、そして不安があります。もし、この方法を選ぶのであれば、定期的なPSA検査とMRI検査、そして1～2年後の針生検をセットとして考えるべきです。

このように、前立腺がんの治療法の選択肢は1つではありません。

しかし、患者さんにとって、さまざまな治療法の中から最終的な治療を決める機会は、1度しかありません。ですから、決定には細心の注意が必要です。

そして、最も重要なことは、患者さん自身が治療についてよく理解し、納得して治療に臨むことです。

◆診断後、いつ治療を受けるべきなのか

さて、「診断後、いつ治療を受けるべきなのか?」という問題もあります。これは、簡単なようで難しい問いです。

がんと診断された皆さんの多くは当然、すぐにでも治療を受けたいという感覚だと思います。一方で、前立腺がんは他のがんと比較すると成長がゆっくりだから「慌てる必要がない」ともよく言われます。これについては、過去の専門的な報告によると、針生検で診断後、「約3か月までには治療を受けるべき」との指摘があります。ですから、診断され、骨の検査やCTの検査を受け、主治医と相談して生活上無理のない日程で検討されればよいと思います。

また、手術を選択される方は、針生検の日から1か月以内に手術をすると、生検の

傷がまだ癒えておらず前立腺がむくんでいたりしますので、最低1か月以上は期間をおいて手術を受けるべきだと思います。

経過観察の場合は、当然、主治医が「ＰＳＡは低いし（例えば10以下）、生検の悪性度もそれほど悪くない（例えばグリソンスコア3＋3以下）、そして直腸診でも触れない、また発見された生検の中のがんも小さい」などの理由で選択肢として勧めるわけですから、すぐに進行する可能性は極めて少なく、さらにゆっくり考えることができます。

《第3章　前立腺がんを治療するには　まとめ》

・前立腺がんの診断後は、がんの進行度を調べるために病期診断（骨シンチグラフィー、レントゲン、CT、MRI検査）が行われる。

・治療方法を決めるために、さまざまな判断材料（ダミーコ分類、TNM分類、ノモグラム）がある。

・**治療方法（手術、放射線治療、内分泌治療、経過観察）**は、進行度などの状況に応じて選択する。

・**患者自身が治療についてよく理解し、納得して治療に臨むことが重要。**

第4章

最新・最善の「ロボット手術」

特徴と利点

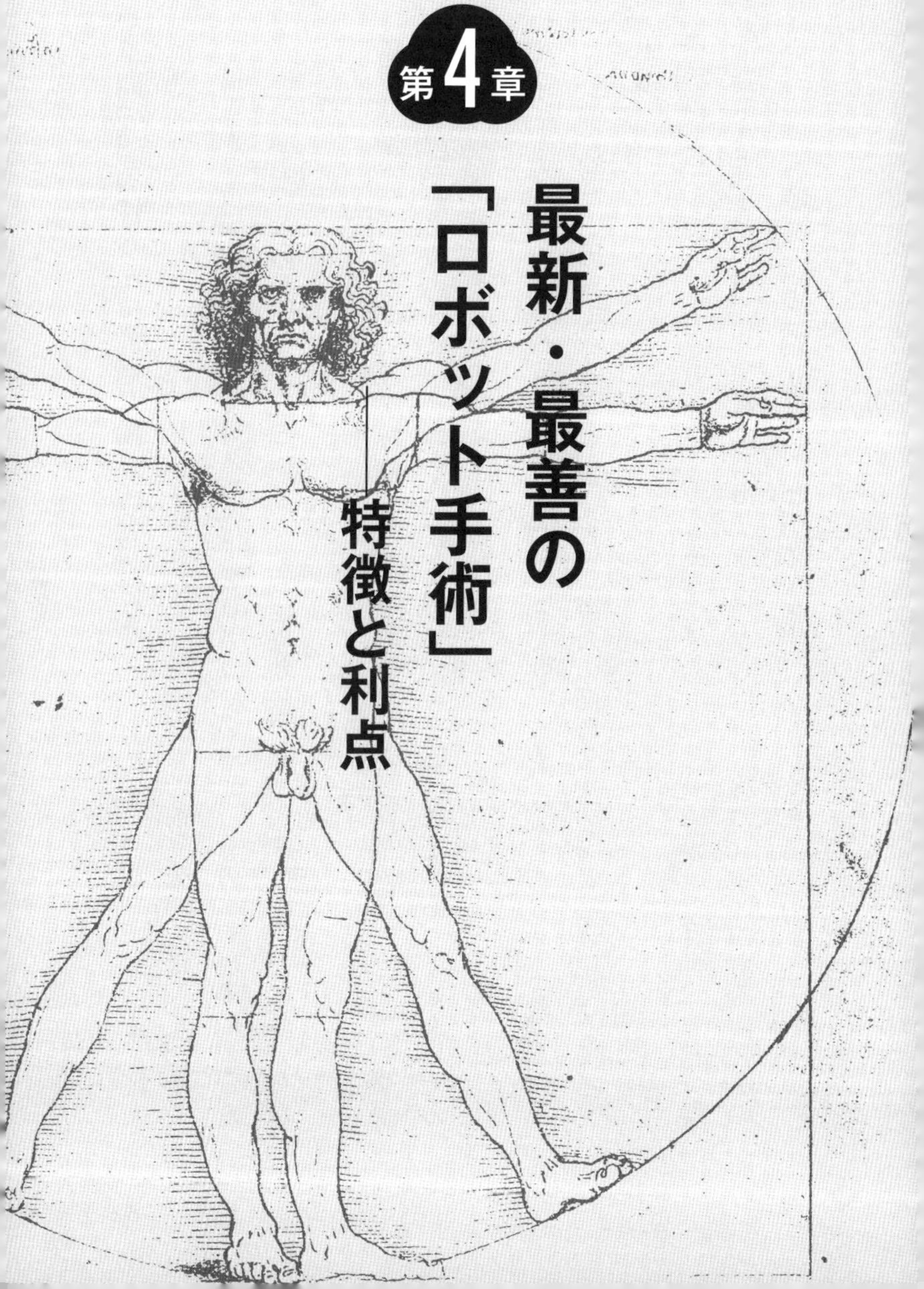

◆早期の限局性がんに最適な前立腺全摘除術

前章でもお話ししたように、ＰＳＡ検査の普及で、多くの前立腺がんは、まだ小さく、前立腺の被膜内に留まっている段階で発見されています。そのような早期のがんで、10年以上の余命が期待できる場合、最も治療効果の高い方法は手術だと考えられています。

前立腺がんの手術はあくまで、前立腺を完全に摘除する（全摘除術）もので、胃がんなどほかのがんのように、一部を取って後は残す、ということはありません。その最も大きな理由は、前立腺がんは同じ前立腺内に多発する性質があり、全摘しなければ微小ながん細胞を取り残す可能性が高いからです。また、他にも、小さな臓器であるため部分切除が困難であることや、全摘が生命に関わらないことも理由として考えられます。

全摘除といっても、あまりイメージできないかもしれませんが、具体的には前立腺を精嚢や精管などの周囲と一緒に摘出します。さらに、転移の危険性のある前立腺の近くのリンパ節も一緒に取り除くことがあります（リンパ節郭清《かくせい》）。

限局性がんで、T1c~T2c（TNM分類）が主な手術対象ですが、被膜を超えて周囲に浸潤している場合（T3）も、リンパ節転移や遠隔転移がなければ、手術を行うこともあります。

手術の方法は、お腹を切って行う開腹手術（恥骨後式前立腺全摘除術）、会陰式前立腺全摘除術と腹腔鏡手術があり、それぞれ以下のようなものです。

・恥骨後式前立腺全摘除術 ↓ お臍《へそ》の下の皮膚を切開して、前立腺を取り出す
・会陰式前立腺全摘除術 ↓ 会陰部（肛門と陰嚢の間）を切開して、前立腺を取り出す
・腹腔鏡下前立腺全摘除術 ↓ 腹部に小さな穴をあけ、内視鏡などの器具を挿入して、外から操作して前立腺を取り出す

そしてこれら術式の中で、いま最も注目されているのが、世界的に普及しつつある手術支援ロボット（da Vinci：ダヴィンチ）を用いた腹腔鏡下手術＝「ロボット手

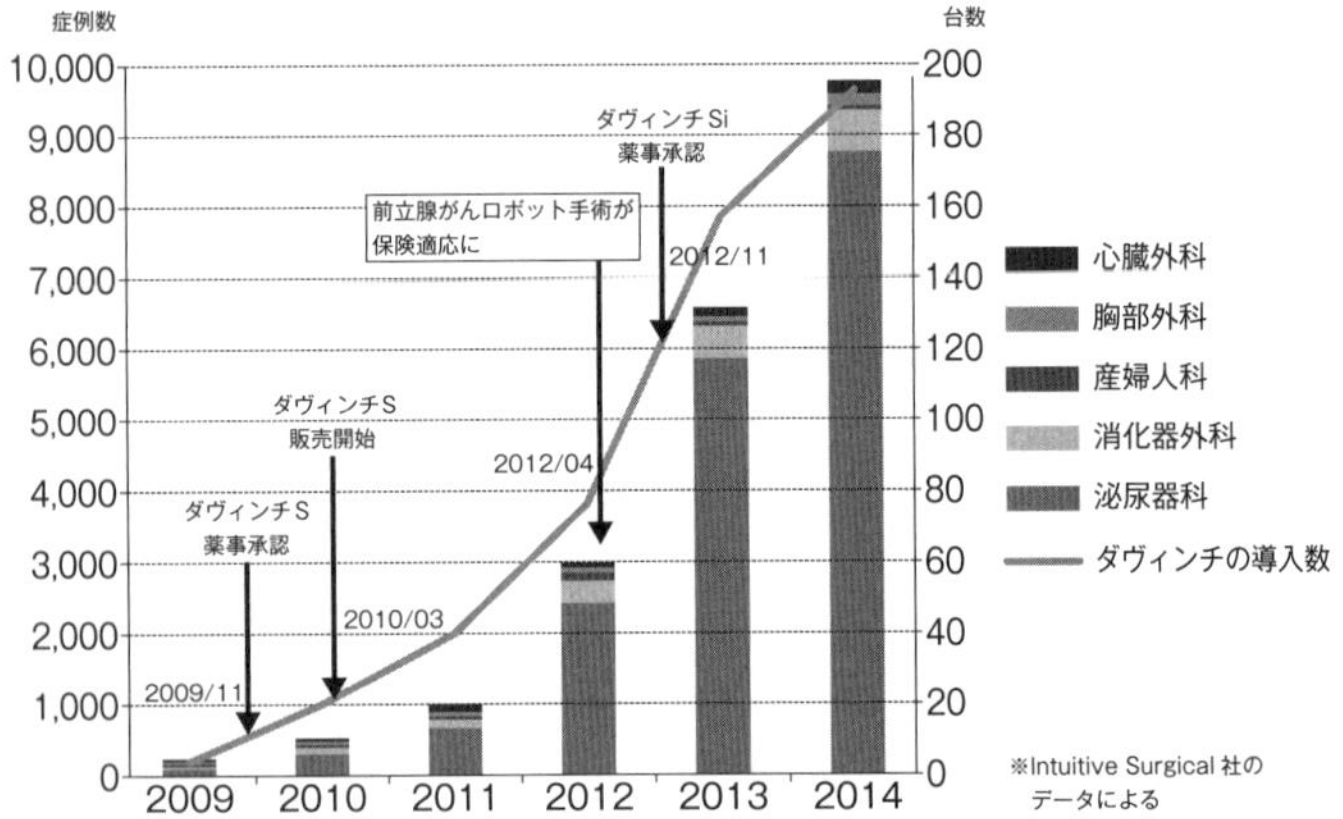

図11　ダヴィンチ、日本での普及状況

術」なのです。

◆ロボット手術が標準治療になってきた

米国のIntuitive Surgical社で開発されたダヴィンチは、1999年にヨーロッパで、2000年には米国で医療機器としての使用が認可されました。日本でも2009年に認可され、さらに2012年4月には前立腺がんに対する手術のみが保険適用の対象となりました。現在、日本で導入されているダヴィンチ（タイプS、Si、X、Xi）の数は400台を超えています。ほんの短い期間で、日本はロボット手術先進国となったのです。

ロボット手術は、心臓外科、胸部外科、産

婦人科、消化器外科、耳鼻科、泌尿器科で行われていますが、とりわけ泌尿器科での前立腺がん手術で大きな広がりを見せてきました。なかでも米国では、ほとんどの前立腺がん手術がロボット手術で実施されており、日本でも、前立腺がん手術に占めるロボット使用率は急速に伸びています。

ロボット手術の利点の1つに、患者さんの負担が少ないことが挙げられます。

従来の開腹手術では6㎝から最大12㎝までお腹を切るため、4～5日は重症感があり、ベッドから動くことができませんでした。ロボット手術の場合は、お腹に6個の穴を開けるだけなので出血が少なく、痛みも開腹手術の1割か2割程度で、翌日からの重症感もあまりありません。

この他にも、ロボット手術には多数の利点があり、それが今日の普及ぶりへと繋がったことは明らかです。

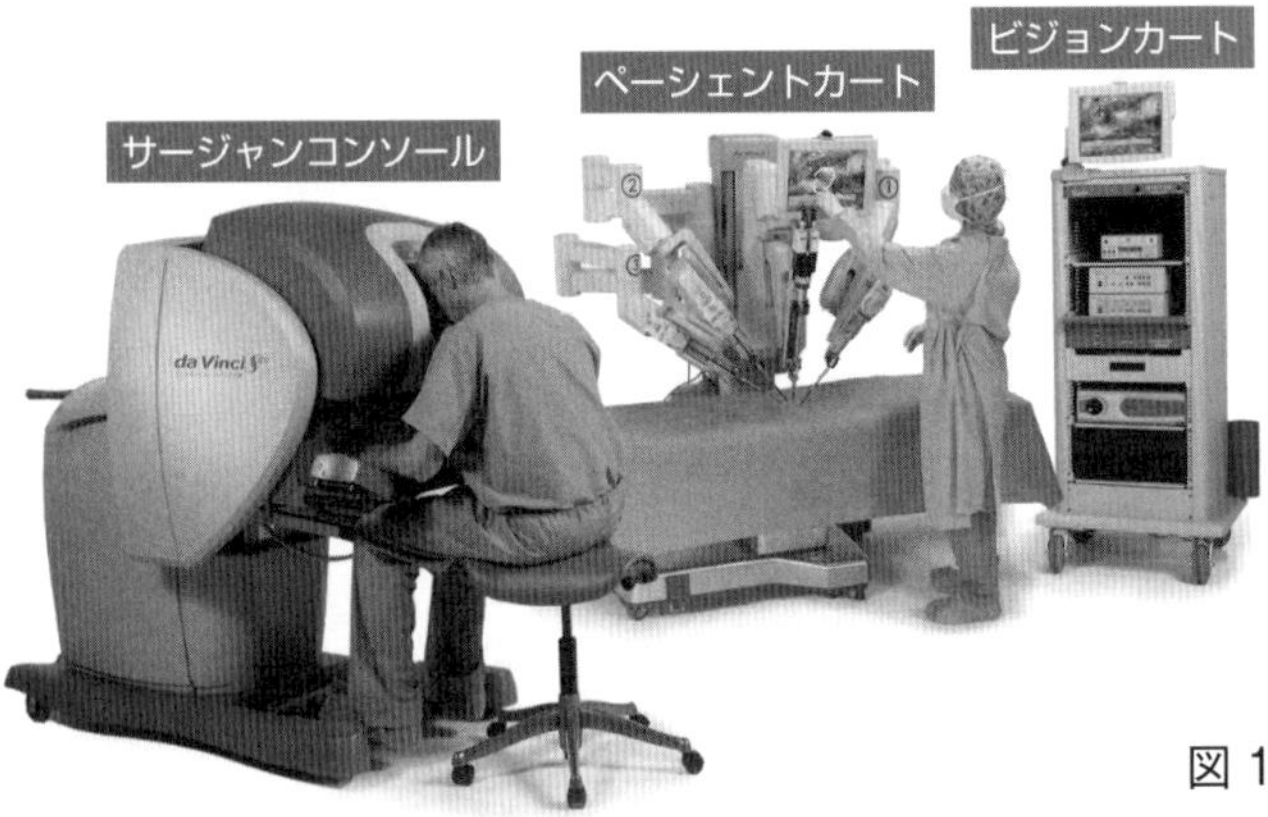

図12

左が「サージャンコンソール」。手術をする医師（術者）が座り、遠隔操作で特殊な鉗子を操作する。中央が「ペーシェントカート」。実際に患者に鉗子を入れるロボットアームがついた器械と助手。右は「ビジョンカート」。ロボットの光やガスの量などをコントロールする、いわば頭脳となる部分。

◆ロボットが医師の技術をサポート

「ロボット手術」というと、人間の形をしたロボットが、医師の代わりに自動で手術をする姿を想像する方もいると思います。実際、私達がロボット手術をスタートさせた当初はそう思い込んで、「先生、ロボットが手術をするなんて、本当に大丈夫なんですか?」と心配そうに尋ねる患者さんもいらっしゃいました。

しかし、それは誤解です。手術を行うのはあくまでも医師です。ロボットは医師の技術をサポートするのが役割。ロボットが手術をするのではなくて、医師がロボットを活用し、より精度の高い手術

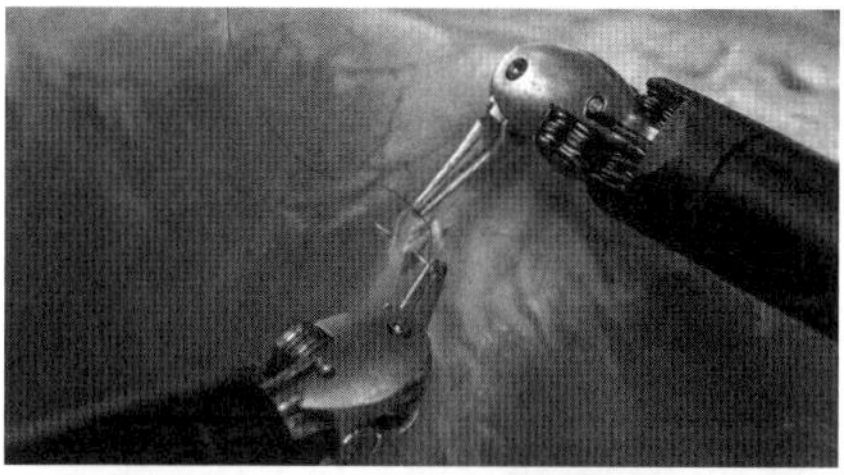

特殊な鉗子で操作しているところ。手の操作がそのまま反映されて、微細な動きで手術が可能。

図 13

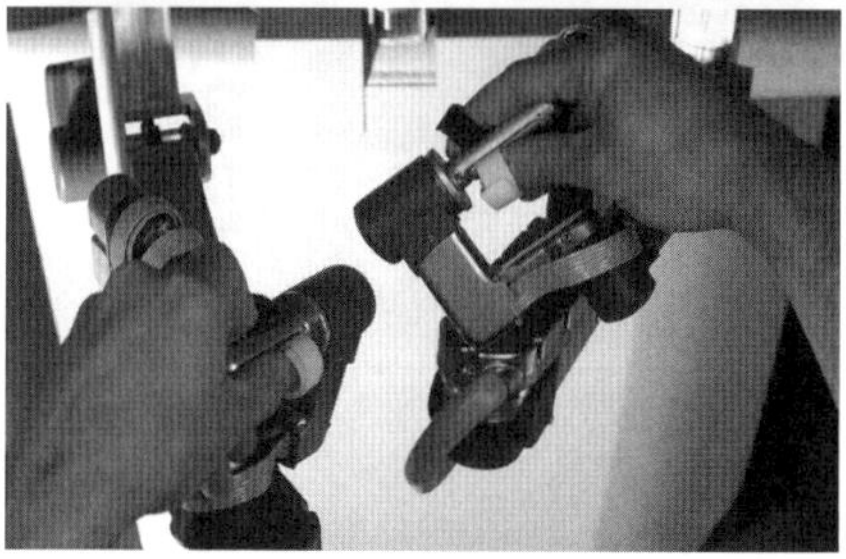

コンソールの下方にあるハンドル。これを術者が操作する。

図 14

を可能としたのがロボット手術なのです。

ダヴィンチは、サージョンコンソール、ペーシェントカート、ビジョンカートの3つの機器から構成されています。

サージョンコンソールは操作部で、執刀する医師はここに座り、3Dで立体的に映し出される患者さんの術野（手術を行っている部分）の拡大画像を覗き込みながら、手元のハンドルを操作します。

ペーシェントカートは、鉗子を取り付ける3本のアームと、内視鏡カメラを取り付けるアームがあり、サージョンコンソールのハンドル操作と連動し、医師自身の手のように自在に動いて手術を行います。前立腺がん手術では、腹部に6か所の小さな穴をあけて、そこからロボットアームに取り付けたカメラと鉗子を挿入します。

ビジョンカートには、モニターとコンピュータ制御システムが収納されていて、高解像度3D映像の処理を行い、モニターには術野を映し出します。これによって助手と看護師が術者と同じ映像を見ることができ、スタッフ全員が協力して、安全に手術を行うことができます。

◆ロボット手術の優れたところ

ダヴィンチによるロボット手術の優れた点は、「術者との連動によって、これまでの人間の領域を超えた技術を可能とした」ことにあります。

その最たるものは、「良好な視野」と「精密な手術操作」です。

まず、「良好な視野」ですが、従来の腹腔鏡手術では、術者は2次元の映像を見ていました。ダヴィンチ・システムでは、内視鏡カメラが捉えた術野を3D映像で立体的に見ることができます。3D映像は、肉眼で術野を見ているのに近い感覚であるため、遠近感なども捉えやすくなるので、血管の縫合など細かい作業が格段にやりやすく、より正確かつ安全な手術が可能となりました。

また、術者が視野として捉える画像は、最大15倍まで拡大でき、術者自身が自由に操作できます。従来の腹腔鏡手術では助手がカメラを操作しており、手ぶれが生じることもありましたが、ダヴィンチ・システムではそうしたことはありません。さらに、視野を術者が自在に作れるため、従来では見えにくかった細かい血管や神経、臓器の境界などが確認できます。

加えて、従来の腹腔鏡手術では、手元の動きと鉗子の動きは逆方向でしたが、ダヴィンチ・システムでは同方向の自然な動きを実現し、術者の動きを忠実に、微細に反映します。手ぶれを補正する機能もあり、細い血管の縫合や神経の剥離《はくり》など、極度の緊張を強いられるような作業でも、正確に操作することができます。

さらに、関節の360度回転など、ロボットにしかできない動きが加わることで、従来は困難であった手術を可能にします。

あえてロボット手術の欠点を挙げるとすると「感触がない」ことでしょう。例えば、お腹を開ける手術では、がんの硬さを実際に触って判断できますが、ロボット手術ではそれができません。また、糸を結ぶときには強さがわからず、糸を切ってしまうことがありますが、慣れてくると見るだけで「力加減」がわかり、糸を切ってしまうこともなくなります。

このように、ロボット手術はその高度な技術によって、

・創口（傷口）が小さい
・出血が少ない
・痛みが少ない
・尿失禁改善の成績が良い
・術後、性機能障害の改善が早い
・がんコントロールの成績が良好

と、すべてにわたって利点があります。そのため入院期間も短縮され、もとの生活へのより早い復帰が可能となります。

ちなみに、出血が少ないのは、腹部を大きく開かないことももちろんですが、さらに、お腹に炭酸ガスを入れて膨らましながら手術をするため、ガスの圧力で出血が抑えられていることが挙げられます。

初期には、ケースによっては貧血などに備えて、手術前に患者さんの血液400ccを確保していましたが、現在はそれもほとんど実施していません。

◆前立腺がんのロボット手術は保険適用対象

そこでやはり気になるのが、費用（手術費）の問題だと思います。多くの方は、「新しい治療法」と聞いて、「ものすごく高額なのでは」と思われるようです。

しかし、先述のように、現在は保険が適用されていますから、3割負担の場合で42万円程度です。また、高額療養費制度を利用すれば金額はさらに下がり、4万4000〜16万円程度で済んでしまいます（患者さんの年齢や所得に応じて違いがあります）。

図15　尿失禁の改善状況にみる、ロボット手術と開腹手術の違い

	Safety pad (=1日に1枚、念のため尿漏れパッドをつけている状態)		Pad free (=尿漏れバッドを使わなくても生活に支障がない状態)	
方法	ロボット手術	開腹手術	ロボット手術	開腹手術
術後3ヶ月	90%	53%	62%	33%
術後6ヶ月	94%	72%	78%	59%
術後12ヶ月	96%	81%	92%	76%

大堀医師の臨床データをもとに作成

◆術後の経過も良好

さて、術後の合併症（副作用）については、後で改めてお話ししますが、前立腺がんの全摘術を受けた場合、ほとんどの方が多かれ少なかれ、尿失禁、性機能障害（勃起不全＝ＥＤ）を体験します。ロボット手術はこれらの低減にも威力を発揮します。

一般に、尿失禁では、患者さんはパッドを使用することになりますが、ロボット手術の場合、短期間でその必要がなくなります。

図15をご覧ください。「Safety Pad（セーフティ・パッド）」というのは、念のためにパッドを着用することで、これは1日に1パッドの着用。すなわち、日常的にはほとんど尿失禁が見られないが、何かの拍子に漏れてしまうのが心配だから着用している状態です。言い換えれば、ほとんどパッドを必要としない状態ということです。

図16 片側／両側の神経を温存した場合の、ロボット手術と開腹手術の性機能回復の違い

	神経片側温存		神経両側温存	
方法	ロボット手術	開腹手術	ロボット手術	開腹手術
術後6ヶ月	20%	0%	65%	20%
術後12ヶ月	31%	16%	89%	40%

大堀医師の臨床データをもとに作成

そして、開腹手術（恥骨後式前立腺全摘）とロボット手術を比較すると、手術をしてから半年の時点でセーフティ・パッドになった人は、前者が約72％であるのに対して、後者は約94％という結果となっています。

また、パッドをまったく着けない状態（パッド・フリー）になる時期を示した表を見ると、開腹手術の場合は59％の人が、それに対してロボット手術の場合は78％の人が、半年でパッド・フリーになっています。

つまりロボット手術は、比較的短い時間でセーフティ・パッド、パッド・フリーとなるので、「回復が早い」ということがいえるのです。

一方、勃起能を司る神経を温存した場合、術後どのくらいで性機能が回復するかということも大きな問題です。図16はその比較で、1年でロボット手術の場合は89％の人が

性交可能になったのに対し、かたや開腹手術では40％程度です。これが片側だけの神経温存となると、ロボット手術では約31％、開腹手術では16％程度です。

尿失禁、性機能障害の結果は、大堀医師がロボット手術を実施した初期の結果ですが、現在ではさらに成績は向上しています。

◆勃起神経の温存とロボット手術

ここで1つ、誤解のないように、是非ともお話ししておきたいことがあります。

それは、「勃起神経を温存するかしないかということは、手術の方法には関係がない」ということです。

ロボット手術だから温存する、開腹手術だから温存しない、ということでは決してないのです。私自身は、可能な限り神経温存を行うべきだと思っていますし、これまで、ずっとそうしたスタンスで治療にあたってきました。

もし可能であるなら、神経温存は常により良い選択であると思います。十分な理由がない限り、医師は神経を取り除くべきではないのです。

神経は、進行がんでなければ基本的には温存できます。しかし日本では、ほんの少し前までは、神経を温存しないケースがほとんどでした。その理由としては、従来の開腹手術での温存は技術的に難しく、十分な技術を持った医師でない限り、がん細胞を取り残す可能性があったため、積極的に行われてこなかったという経緯があります。そして今でも、「がんを治すのが一番なのだから、神経のことはがまんしなさい」というスタンスを取っている医師は少なくありません。

米国では、1980年代初頭に、初めて神経温存前立腺全摘除術が行われ、今日ではほとんどの医師が神経の温存を日常的に行っています。日本でも最近は40歳代、50歳代の患者さんが増えているので、神経温存に取り組む医師が増えてきました。

さらに、ロボット手術では、その良い視野のもとで、神経温存の確実性も増すと多くの医師が感じています。また、その普及にともなって、前立腺がんの根治という最も大きな目標に加えて、「尿禁制を損なわない」と同様に「勃起機能を損なわない」ということが徐々に重要視されてきたことも確かです。

神経を残すか残さないかは、ノモグラムなどを参考にします。結果が、例えば、浸

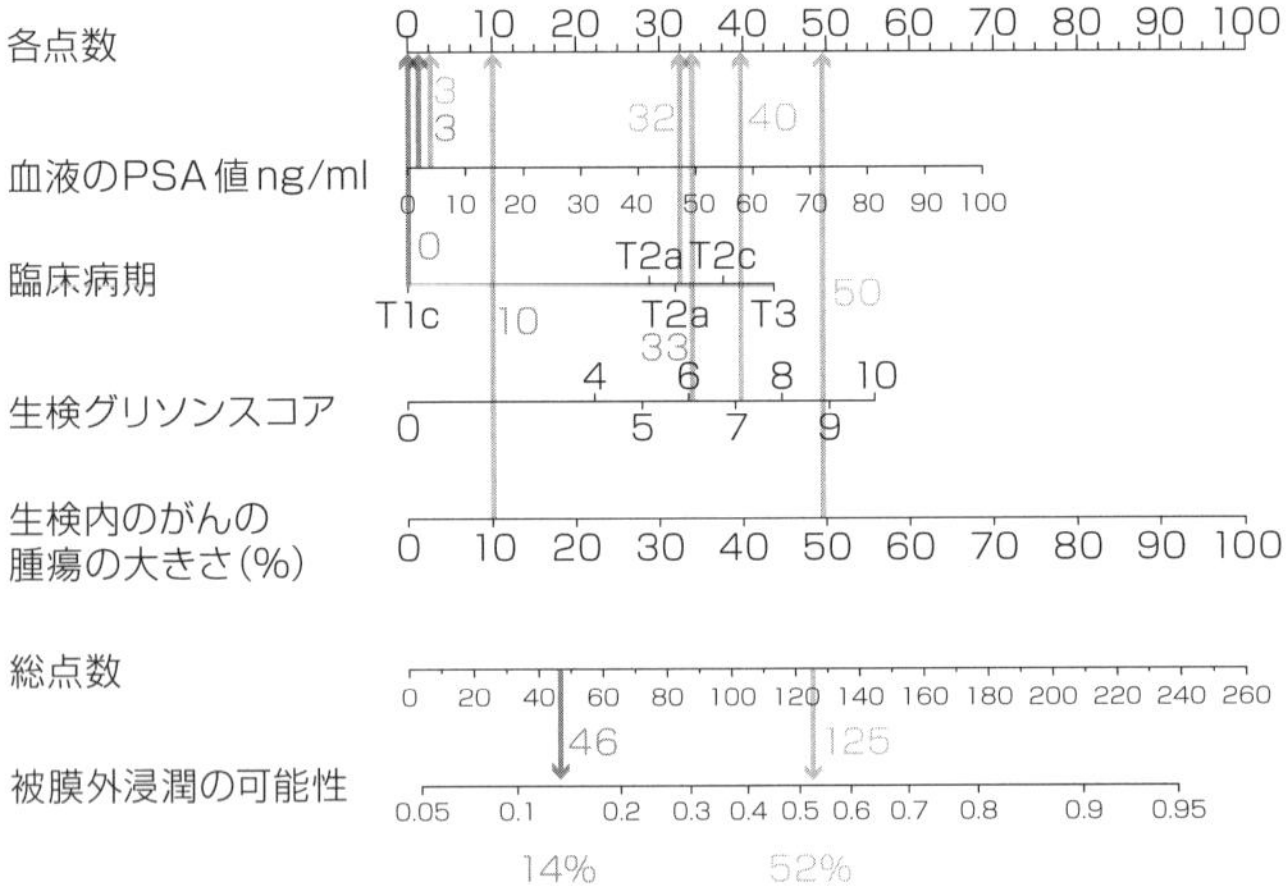

図 17　ノモグラム

潤の可能性がないということであれば温存を勧めますし、片方の神経にがんが浸潤している可能性があるのであれば、危険だからそちらの神経は切除して、もう片方だけ温存しましょう、というやり方をするわけです。

図17が、以前に開発したノモグラムです。左側にある4つの因子から、前立腺に左右それぞれのがんによる被膜外浸潤の可能性を予測しています。因子は血液のPSA値、臨床病期、生検のグリソンスコア（がんが出ていない場合は便宜的に0にしています）、生検の中の最大腫瘍径（%）です。それぞれの因子の数字をその横のライン上に入れ、それに相当する一番上の各点数で点数化します。

4つの因子の全て点数を加算し、下から2番目のラインの総点数に合わせ、それに相当する一番下の被膜外浸潤の可能性のラインで予測値を求めます。

やや複雑に感じるかもしれませんので、ある1人を例に挙げて、考えてみましょう。

PSA6・0で、直腸診で右に硬結（T2a相当、左は触れませんのでT1c相当とします）、生検では右6本中3本にグリソンスコア7の前立腺がんを認め、その最大の大きさは50％でした。一方で、左は6本中1本にグリソンスコア6のがんを認め、その大きさは10％でした。この例をノモグラムに当てはめてみると、図のようになり、右側の被膜外浸潤の可能性は52％、左側は14％になります。

これらの予測値を参考に、患者さんのご希望も考慮に入れ、最終的に神経の温存や切除を決めていきます。

一方、患者さん側には、こんなこともよくあります。

勃起神経を温存するかどうかを決めるとき、患者さんご本人から希望を伺う前に、そばにいる奥様が「取ってしまえば？」と、簡単におっしゃるケースです。すべて、きれいさっぱり取り除いてしまったほうが、再発や転移の心配がないから、そのほうがいいと考えているのだと思いますが、これも米国と日本との大きな違いです。そういうときの患者さんの表情は微妙です。できれば、ご本人の本当の気持ちを尊重したいと思っているのですが……。

ちなみに、神経を温存すれば、ある程度関わりがあるとされる尿失禁の頻度を減らすことができます。しかし、前立腺が取り除かれた後には、オルガスムス（性的絶頂感）を感じても精液を作れませんから、実際の射精はできません。

◆高い技術を持った術者を育てるトレーニング体制

一般には、開腹手術、腹腔鏡手術に耐えられる状況にある患者さんであれば、ロボット手術を受けることは可能です。しかし、呼吸機能の低下が著しい場合やひどい緑内障の方は、原則、ロボット手術を受けることができません。

また、胃がんの手術をしたなど、大きな開腹手術の既往があり、消化管の癒着が予想される場合などはロボット手術が難しい可能性があり、実施するには術者の高い技術が必要とされます。

ただし、ダヴィンチはたいへん操作性に優れていますから、従来の腹腔鏡手術と比較して、手術の技能を習得する時間が短縮でき、かつレベルの向上を図れるという利点があります。ですから、今後、ダヴィンチがさらに普及していけば、難しい手術でも多くの医師が執刀できるようになり、高いレベルでの医療の質の均等化が期待できると思います。

ダヴィンチ製造元のIntuitive Surgical社では、術者の技術習得、向上のため、認定資格制度を設けており、術者は専門の研修認定施設でトレーニングを受講し、資格取得後、当院のような見学認定施設での症例を見学してから手術に臨むことが義務付けられています。

◆ロボット手術を受けてよかった！

では、ここで、前立腺がんでロボット手術を受けた患者さんの声を紹介したいと思います。（※なお、当インタビューは、公正を期するため、編集サイドに一任しました）

体験談

退院前に新宿の街を闊歩。尿漏れゼロで、小学生のような快尿ぶり！

Kさん
2015年3月手術
（手術時58歳）

――前立腺がんが見つかった経緯は？

がんが見つかったのは、市の健康診断がきっかけでした。2012年12月、尿潜血が指摘され、PSA検査を受けたところ、4・1ng/mLという値が出ました。PSAの正常値は4以下ということですから、これは微妙な数値でした。そこで3か月後に再検査をしたのですが、このときは3・6に下がっていました。それで、定期的にPSA検査を受けて少し様子を見ることにしたのです。その間PSA値は4・1を行ったり来たりの状態で、すぐに生検をしなければならないという数値までには上がりませんでした。

また、尿潜血反応も12年の健診以来まったくありませんでした。私はロードレースが趣味なので、たぶん潜血は、たまたま自転車の乗りすぎだとか、そういうことが関係していたのではないかと思っています。

それはともかく、こうした状態がしばらく続いていたのですが、昨年の9月、初めてPSA値が5を超えました。その後12月にもう一度測定したら、今度は4・3に下がっていましたが、担当の先生から、最初のPSA検査からもう2年も経過していることや、F／T比の値が気になるという指摘があり、MRI検査を受けることになりました。

そして、年が明けた2015年1月、地元の総合病院で検査。MRIで腫瘍があることは判明したのですが、「がん」というには形が非典型的だといわれました。そこで針生検を行ったところ、やはりがんだということがわかったのです。たしか、針を刺した12か所のうち、6〜7か所にがんが検出されたと記憶しています。グリソンスコアもそんなに悪くなくて「3＋3」。

初期のがんでまだ歳も若いから、手術の方向で考えたほうがいいのでは……ということで、東京医大病院の泌尿器科を紹介いただいたというわけです。

——ロボット手術に不安はありませんでしたか？

東京医大病院で私を診てくださった大堀先生も、やはり「この状況で、この年齢なら（前立腺を）取りましょう」とおっしゃいました。
ロボット手術に関しては、知識はまったくありませんでしたが、先生から説明を受けた時点で、不安は一切ありませんでした。ズルズルと中途半端な状態を引きずることが嫌な性格なので、とにかく早く片付けてほしいという気持ちが強かったかもしれませんね。それも、「治る」という大前提があったからだとは思います。
骨シンチグラフィー検査もしましたが、当然、転移もありませんでしたし「がんは前立腺の中に限局しているものだから、取ってしまえばそれで一件落着だ」ということを説明されていましたから。

——神経は温存できましたか？

2本の神経は両方とも温存することができました。大堀先生が、「がんは大きいけれど、真ん中に集中している。つまり神経から遠いから、これ（神経）を取る理由がない。だから、僕は残すよ」と。私はそのことに関してはあまり考えていなかったのですが、先生がそうおっしゃるなら、とお任せしました。

——手術後の尿漏れはどうでしたか？

手術は2015年の3月受けました。退院は4月10日。手術後6日目の段階で尿道カテーテルを抜くことができました。尿漏れは、カテーテル抜去のそのときから1滴もありませんでした。事前にネットや本でいろいろ調べましたが、何を読んでも尿漏れは必ずあると書いてあったので、どの程度かな、と思っていたのですが、私の場合はパッドを使う必要がありませんでした。カテーテルを抜いたら、もう外へ出たくてしょうがなくて、翌日にはリハビリということで新宿の街を歩いていました（笑）。

退院した次の週からは、ランニングも始めました。さすがに術後1か月はロードレースをやらないようにと言われていましたから、ゴールデンウイークまでは待ちました。もちろん、何の支障もありませんでした。今は、普通の生活に戻っているというより、むしろ〝普通以上〟ですね。

実は、手術をする前、同級生に会うと「尿の出が悪い」とか「前立腺がちょっと肥大している」とか、そういう話がよく出ていたのですが、私はまったくそういうことを意識したことがなかったのですね。でも、前立腺を取ってみて、「やっぱりあったんだな」とわかりました。

今は、便器の前に立った瞬間、小学生のように尿が出ます。快適そのものです。ロボット手術を受けて、本当によかったと思っています。

◆

Kさんのように、前立腺がんの手術後、前以上に快調になったという方は、結構多いものです。また、前立腺がんの患者さんの中には前立腺肥大症を合併している方も少なくありませんが、そういう方がロボット手術で前立腺を取ってしまうと、排尿困難が解消され「若いときのように、勢いよく尿が出るようになった」と、大喜びされることが多々あります。

体験談2

低リスクがんと言われ迷ったが手術をして大正解

Tさん
2021年5月手術
（手術時46歳）

――前立腺がんが見つかった経緯は？

人間ドックでPSAの検査をしたら、5・0と少し高いという事で、前立腺のMR

Ｉを勧められ実施しました。ＭＲＩで前立腺の一部にがんを疑うところがあるという事で、一泊入院で前立腺生検をしました。２週間後に結果を聞きに行ったところ、12本針を刺して、そのうち２本にグリソンスコア３＋３の前立腺がんがあったと聞かされました　聞いたとたん、頭が真っ白になりましたが、担当の先生はＰＳＡがさほど高くなく、グリソンスコアが３＋３なのでリスクの低い早期がんで急に何かが起こるわけではないと説明してくれました。その後、骨の検査とＣＴの検査で骨転移やリンパ節転移がないことを確認しました。改めて治療方法の説明を受けました。手術、２種類の放射線、ホルモン治療、経過観察の説明を受けました。担当の先生は、手術は性機能障害の可能性もあるので年齢を考えるとどうかと、基本的に何もしない経過観察が良いのではと勧められました。

——東京国際大堀病院を選択したのはなぜですか？

私なりにインターネットで前立腺がんのことも調べましたが、調べれば調べるほどわからなく悩みも大きくなってきました。大堀先生の書かれた前立腺がんの本をネットで見つけ、三鷹の東京国際大堀病院のことを知りました。そこで電話をしたところ、大堀先生のセカンドオピニオンが受けられるとのことで予約をしました。担当の先生から紹介状やMRIなどのコピーをもありセカンドオピニオンに持っていきました。大堀先生は紹介状を読み、MRIを見ると、「確かに表面上は低リスクなので経過観察も選択肢の一つで、特にもし私が75歳であれば経過観察も大事な選択肢だけれども、私の46歳という年齢を考えると第一に手術を検討すべき」とおっしゃいました。私は驚きましたが、大堀先生は「グリソンスコアは3＋3だが、MRI上はしっかり、しかも大きく見えている、ということはそれなりに大きながんで、結果として3＋3ではなく3＋4とか4＋3のがんである可能性がある、放射線も良い治療だが、放射線後に再発すると次はホルモン治療しかなく、逆に手術後に再発すると放射線治療の選択肢があるので手術が一手多い、放射線の副作用は少なくなったとは言え、一旦起きるとかなり長期になるので若い年齢の人はどうか、極めて稀ではあるが放射線のための膀胱がん発生もありうる」ことから厳しいが手術を勧めるとのことでした。とても納得がいく説明でしたが手術の副作用のことを質問すると「手術の特徴的な副作用は一時的な尿失禁と性機能障害ですが、現在では生活上困るような尿失禁はまずなくて年齢が若いのですぐ回復する、今回のMRI上の前立腺がんの場所から、左右に神経を両方残せるので性機能の回復の高率で見込める」とのことでした。私もがんでありながら、経過観察だけすることに既に不安を感じていたので、その場で手術をお願いしました。

――手術後の経過はどうでしたか？

まず、回復が早いのに本当に驚きました。流石に手術当日の夜はお腹が張った様な痛みがありました。翌日は動くとお腹の痛みはありましたが、ひどい痛みではありませんでしたし、動く方が良いと言われ、何度も廊下を歩きました。3日目はかなり普通になりました。6日目に尿道の管を抜きましたが、あっという間に抜かれ、その後、普通に自分で尿ができました。しかも、手術前と比較して明らかに勢いが良く気持ち良く出ました。退院後、1ヶ月後に外来に行き、大堀先生から病理の説明を受けました。MRIと同じで大きながんがありましたが、MRIで言われた場所と反対側に小さいがんが2つあり、驚きました。大きいがんはグリソンスコア3＋3で手術前の検査と同じでしたが、反対側の小さいがんの一つは3＋4でした。尿失禁も全くありませんでした、勃起もすぐできました。6ヶ月に1回PSAを測定していく必要はあると言われましたが、大堀先生から病理の結果を見る限り、治ってしまった可能性は高いと言われ、これほどほっとしたことはありませんでした。治療についてはかなり悩みましたが、手術を選び、大堀先生にやって頂いて本当に良かったと感じています。

◆起こりうる症状

このお2人はロボット手術が奏功したケースですが、必ずしもすべての手術が100%満足できるものであったかというと、そうではありません。なかにはまだ尿失禁があったり、勃起能がいまひとつだったりと、思うように回復しない症例もあります。

「膀胱が疲れている」状態

前立腺が肥大していて「膀胱が疲れている」場合もそうです。

どういうことかといいますと、前立腺が大きくなると、初めは尿が出にくくなり、膀胱が空にならなくなるので、これを押し出そうと毎日毎日、膀胱は頑張って働き続けます。いわば過重労働です。すると膀胱の壁が厚くなり、肉柱形成と呼ばれる凸凹ができ、その結果、膀胱の容積が小さくなって弾力性も失われてしまいます。そうなると膀胱はリラックスできません。これが「膀胱が疲れている」ということで、そういう状態で前立腺を取って膀胱と尿道をつなげると、腹圧の影響などを受けやすく、尿失禁の回復まで時間がかかるということがあります。

糖尿病

また糖尿病を患っている方も、尿漏れが多くなり、回復しづらい傾向にあります。糖尿病の度合いが重症の場合は、手術自体を避けることもあります。

神経温存にあたっての技術的な問題による弊害

神経温存に関しては、いかにロボット手術であっても決して簡単な手技とはいえず、まだまだテクニカルな問題がたくさんあります。ですから、経験豊富な確かな腕を持った医師を選ぶことが重要です。

針生検による癒着

一方、針生検を何度も受けた結果、癒着が起きて、神経温存がしづらくなるということもあります。前立腺は何枚かの膜で包まれていて、神経を温存する場合は、その膜の間から皮をむくようにして、神経と切り離すのですが、癒着があると膜と膜の間にメスを入れる適当なスペースを見つけることが難しく、前立腺だけをうまく取ることがなかなかできないのです。

どの組織もそうですが、侵襲が加わると炎症が起きて表面が硬くなり、その結果として癒着が起こることがあります。前立腺がんの確定診断のためには針生検は必要ですが、4回も5回も針生検を受けている方は、剥離面が強固に癒着していることがあり、神経温存術を行っても、良い結果を得られない場合があります。

「とりあえず」のホルモン投与による弊害

最もよくないのは、必要もないのに内分泌治療（ホルモン治療）を施されたケースです。74ページでも述べましたが、日本では、前立腺がんの診断が出ると「まだ手術まで時間（日数）がありますから、とりあえずホルモン治療をしましょう」という医師がいます。しかし、ホルモン療法を受けると、前立腺が縮んで膜と膜との間がわかりにくくなるという弊害が出てきます。神経も温存しにくいし、病理の結果もさっぱりわからなくなってしまうことがあります。こういうことからも、医療機関の選択、医師の選択は大事です。

いずれにしても、ダヴィンチによるロボット手術がここまで普及してきたのは、安全性、確実性に加えて、出血量や術後の痛みを抑え、機能温存の向上や合併症リスクを大幅に回避できるなど、さまざまな利点が評価されているからに他なりません。

ロボット手術は、いまや日本においても、前立腺がん手術の標準治療になりました。

では、ロボット手術はどのように行われるのか。次章でその実際をお話ししたいと思います。

《第4章　最新、最善、万能の「ロボット手術」まとめ》

・転移がない早期の前立腺がんでは、**前立腺の全摘出手術が最善の方法**。

・ロボット手術（ロボットの支援による腹腔鏡手術）は、従来の開腹手術に代わって日本でも急速に広まっており、**前立腺がんの場合は保険も適用**される。

・ロボット手術には、次のような利点が挙げられる。

①より精度の高い施術が可能

②患者への負担が少ない（低侵襲）

③術後の排尿機能の回復が早い

④勃起神経をより確実に温存でき性機能の回復が早い

第5章

「ロボット手術」の実際

――入院から術後診断まで

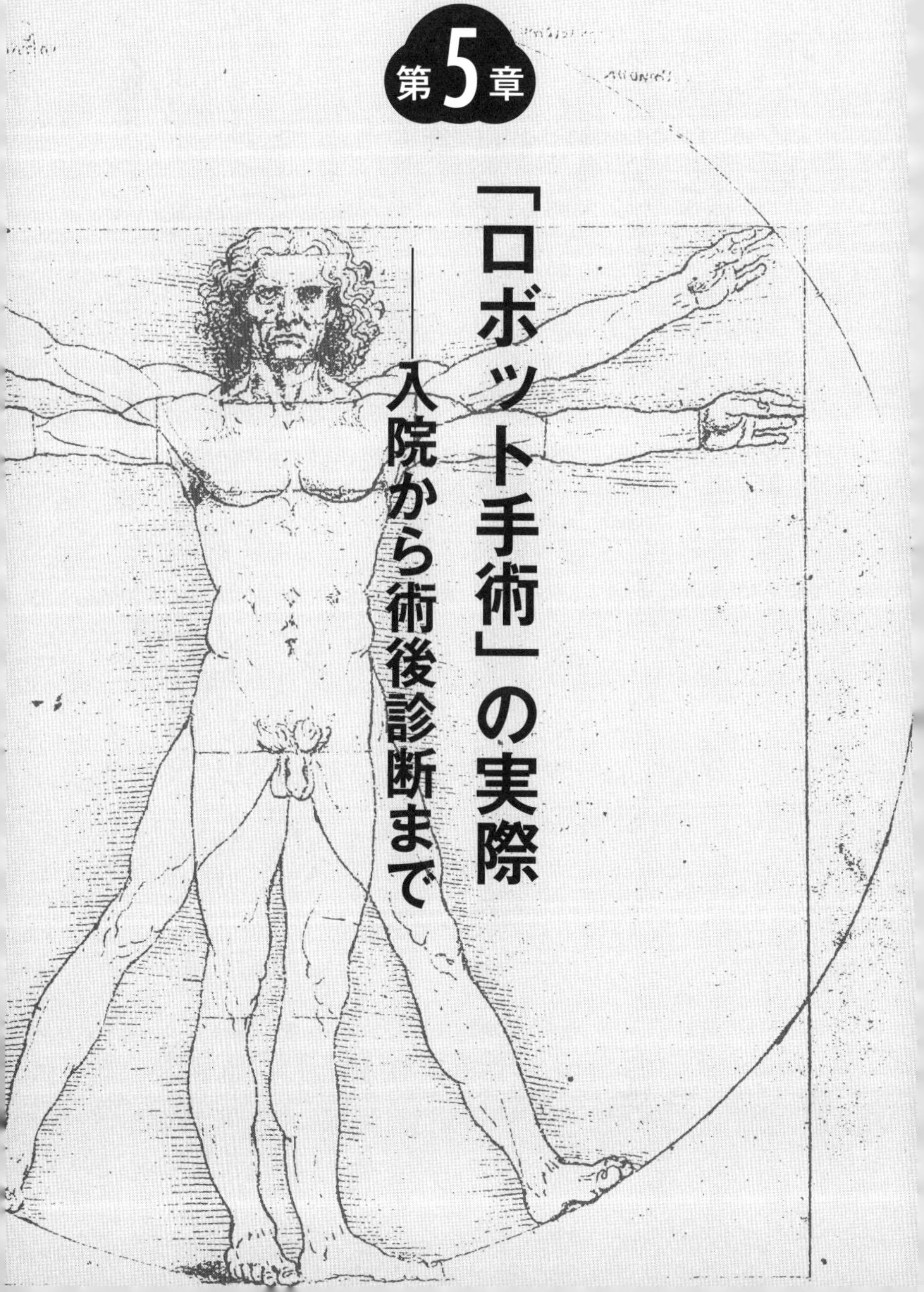

◆入院まで　――ロボット手術を受ける前に

ロボット手術は約2～4時間かかる手術です。全身麻酔（注射により眠り、麻酔科医が太めの管を喉に入れて人工的に呼吸する、最も一般的な麻酔方法です）が必要ですので、まず外来で、全身麻酔のリスクチェックのため、次のような一通りの術前検査を行います。

□血液検査
貧血や出血傾向の有無、肝臓や腎臓の機能、血糖値、感染症の有無などを調べます。

□心電図検査
心臓が正常に機能しているかどうか調べます。日常生活に支障がなくても、心臓の病気が隠れていることがあります。

□呼吸の機能検査

肺活量や1秒間で吐き切る空気の量などを調べる検査です。全身麻酔では人工呼吸を行うので、酸素を体に取り込む指標として重要な検査です。

□胸や腹部のX線写真

□眼科受診

ロボット手術の際、頭を30度低くする体勢を取り約3時間の手術をするため、眼圧が上昇することがあります。したがって緑内障のある方は注意しなければならず、眼科医に相談することがあります。

これらの結果が問題なく、麻酔がかけられることを確認して手術に臨むわけです。

また最近は、心筋梗塞や脳梗塞などの血栓症（血栓塞栓症）の予防のためなどに、血液をサラサラにする薬（抗凝固剤）を飲んでいる方が多いのですが、そういう場合には、その薬を処方している主治医に薬の服用を一時中止していいかどうか確認します。

心臓のバイパス手術などで抗凝固剤を服用しているケースなど、主治医の指示により特殊な処置が必要となる場合があり、手術10日前に入院が必要になることもあります。

準備が整い入院するまでの期間は、ほかに特別なことをする必要はありません。ときどき、手術にじゃまな余分な脂肪を落としたほうがいいだろうと、ダイエットをする方がいらっしゃいますが、むしろ急なダイエットをして痩せるのは、体調を崩すきっかけとなりますのでやめてください。

喫煙は、もともと「百害あって一利なし」ですが、麻酔をかける上でも、病気を治療する上でもよいことはありません。やめるのがベストですが、やめることがあまりにストレスであれば、少なくとも本数を減らすのがよいでしょう。飲酒は、適度であれば問題ありませんが、過度になるのは避けましょう。

いつも飲んでいる薬（常用薬）に関しては、先述のように抗凝固剤（血液をサラサラにする薬）など、特殊な薬はその薬を処方した医師に確認する必要があります。また、降圧剤などの薬はそれまで通りに服用して大丈夫ですが、自分で判断せずに、必ず現在服用している薬のすべてを主治医や麻酔科医に伝えるようにしてください。これには、市販の薬、サプリメント、漢方薬、その他代替療法も含まれます。最近の研究では、ビタミンEやキャベツヤシなどのような一見無害な物質が、一般的に使われる麻酔の効果を妨げ、手術中の出血の危険を増やすことが確認されています。

また、これまでに受けたヘルニア手術、虫垂切除術、膀胱、大腸、直腸の手術、あるいは骨盤付近の手術や大きな外傷などを、すべて主治医に伝えておいてください。たとえずっと以前のことでも、そのような手術や外傷で起こる瘢痕《はんこん》（傷あと）や線維化は、前立腺全摘除術を難しいものにします（ただし手術ができないことを意味するものではありません）。

◆入院――期間は手術日の1日前から10日間

入院は、通常手術日の1日前です。手術日は相談のうえ決定しますが、その際、病室の予約が必要です。

入院期間は、通常約10日間。手術後に調子が悪くなり入院が延びることはほとんどありません。ちなみに、米国では1泊～2泊の短期間入院が一般的ですが、これは日本とシステムがまったく違うためで、尿道に管（カテーテル）を入れたままでの退院です。日本の方は、おそらくこうした状態での退院を好まないと思いますが、術後の状態と患者さんの希望によっては、早期の退院も可能です。

入院すると、泌尿器科医師、病棟の看護師、そして病棟薬剤師が、普段飲んでいる薬の種類や手術前検査の再確認をします。

また、麻酔科医師や手術室の看護師が病棟（患者さんの病室）を訪問し、麻酔をかけるうえで問題がないかを問診で確認すると同時に、麻酔の方法を説明します。

さらに、外来で説明を受けていない場合は、入院した当日に、主治医から手術に関する説明があります。その主な内容は、これから紹介していくロボット手術の具体的な流れと、起こりうる副作用についてです。

このとき、何かわからないこと、疑問点などがありましたら、遠慮なく尋ねるようにしてください。

こうして、手術・治療に関して十分理解していただいた後に、以下の種々の書類に署名をしていただきます。

□手術同意書
手術の目的、方法、副作用などを説明します。

□輸血同意書
現在では輸血をする可能性はゼロに近いですが、万が一の場合に備えて同意書をいただきます。

□血栓症の予防の同意書
後ほど説明する血栓症についての同意書です。

□血漿《けっしょう》分画製剤の同意書
人の血液から様々な成分を抜き点滴やぬり薬などにする、多くの種類の製剤があります。これは以前エイズの原因の1つになった注射ですが、今はもちろん安全です。

また、入院してから手術の前までに、次のようなものを購入していただきます。

ティッシュ、腹帯、オムツ

手術前日には、次のような準備をしていただきます。

・手術前日にシャワーに入っていただきます（爪切り、ひげそりをお願いします）。
・静脈血栓予防のストッキングをお渡しします。
・食事は夕食まで、水分は翌日の朝までとなり、それ以降は禁飲食となります。
・21時に下剤を内服してもらいます。
・眠れないときは睡眠剤を渡します。
・夕方〜夜に医師と看護師が病室で手術部位の確認のためのマーキングを行います。

手術を受けられる　　　　様へ

手術は　月　日　時　分から行われます。　時　分には病棟から手術室へ移動します

※手術時間は前後する場合があります。
※ご家族の方は面会受付で面会バッチを受け取り、__時__分までに病棟にお越し下さい。
※手術終了まではデイルーム(4F)にてお待ちください。主治医から説明がありますので、病院から離れる際は、看護師にお知らせください。

準備品（当院でも購入できます）

□ 腹帯	□ 胸帯	□ T 字帯	□ 紙オムツ
□ 吸のみ・ストロー	□ スプーン	□ ティッシュペーパー	□ タオル
□ バスタオル	□ 口腔ケアセット	□ その他	

※準備した物品にはマジックペンで名前を記入し、わかりやすい場所にまとめて置いてください。

手術後の肺炎予防や傷の治りを良くするために、次のことをお勧めします。

手術2～3日前

1. 歯みがき・うがい：口の中を清潔にすることで肺炎を予防します。
2. 深呼吸：深呼吸により肺を広げ、痰を出しやすくすることで肺炎を予防します。
3. 禁煙：喫煙は、手術後の咳・痰の増加や血液の流れの悪化を促し、回復に悪影響を及ぼします。

手術前日の準備（　　月　　日）

1. 同意書・承諾書：前日までに署名し、主治医または看護師にお渡しください。
2. 手術部位に印をつけます：印を消さないように気をつけてください。消えそうな場合は、看護師にお知らせください。
3. 除毛：皮膚を清潔にし、手術後傷口の感染を防ぐため、ムダ毛を処理します。
4. 全身の清潔：手術後は許可があるまで入浴できなくなります。入浴・洗髪・ひげそり・爪切りを済ませ、ピアス・マニキュア・ジェルオイル・指輪などをはずして清潔にしましょう。
5. 食事：胃腸を空にするため（　）時以降は何も食べないでください。水は（　）時頃まで飲んでも差し支えありません。
6. 排泄：下剤を飲んだり浣腸をしたりする場合があります。下剤（　）時、浣腸（　）時。
7. 睡眠：眠れないときのための薬をご用意しています。
8. 麻酔科医師・手術部看護師の訪問：麻酔科医師、手術部看護師が病室へうかがいます。

手術当日（　　月　　日）

1. 飲食物：前日に引き続き、食べ物を食べたりお水・お茶を飲んだりしないでください。
2. 排泄：当日の朝、浣腸をする場合があります（　時頃）。
3. 手術が午後になるときは午前中に点滴をします。
4. 頭髪・その他：髪が邪魔にならないよう、キャップをかぶります。髪の長い方はゴムを用意してください。カツラの方はお知らせください。化粧・マニキュア・ジェルネイル等はしないでください。入れ歯、コンタクトレンズははずしてください。時計・指輪・ネックレス・ピアス・ヘアピンなどの金属も、手術中に身につけていると危険ですのではずしてください。
5. 手術着に着替えます：下着はすべて脱いでください。ただし紙パンツは使用可能です。弾性ストッキングをはいていただく場合もあります。
6. 貴重品：時計・携帯電話・指輪・ネックレス・ピアス・入れ歯・めがね・コンタクトレンズ・ロッカーの鍵などは必ずはずし、なくさないように家族の方に預けてください。

手術後の注意

1. 飲食物：医師の許可があるまで飲食物を摂ることができません。
2. 点滴（注射）：手術後、食事ができるまで栄養分を点滴（注射）で補います。また、感染を予防するために抗生物質の点滴を行う場合があります。
3. 酸素吸入：病室へ帰ってきた後に、酸素吸入を行う場合があります。
4. 深呼吸：深く息を吸い込み、酸素を充分に摂るようにしましょう。
5. チューブ：
   1) 傷口に溜まる血液や浸出液を取り除き、傷の治りを早くするためにチューブを入れることがあります。
   2) 胃の中に溜まる胃液や空気などを取り除き、吐き気を防ぐために鼻からチューブを入れることがあります。
   3) 尿の排泄を良くし、また手術によっては、手術部位を汚さないために尿道にチューブが入ることがあります。
   ※チューブは大切なものなので、けっして自分では抜かないようにしましょう。
6. 血栓予防：静脈の流れを良くし、血栓を予防する処置を行います(弾性ストッキングのみ、または男性ストッキング＋フットポンプ)。
7. 手術後の安静：医師・看護師の指示で安静を守り、許可された範囲で体を動かしましょう。体を動かすことによって肺炎や床擦れを予防し、回復を促します。
8. 排泄物（痰・吐瀉物・尿・便・おなら）：手術後初めての排泄物は大事であるため、捨てずに看護師にお知らせください。
9. 蓄尿：必要に応じて尿を溜めていただくことがあります。
10. 面会：手術後は治療上安静が必要なときですので、ご面会は家族の方のみとさせていただきます。

※わからないことがありましたら、どんな小さなことでもお気軽にお尋ねください。

※手術に際してのリスクや合併症については、第6章で詳しく触れます。

ロボット支援下前立腺全摘除術

PSA 高値で前立腺生検をしたところ、前立腺がんを認めました。各種画像検査では明らかな転移は認めていません。治療としては手術療法、放射線治療（外照射／内照射：密封小線源療法）、ホルモン療法、無治療経過観察等があります。今回は手術療法、その中でロボット支援下前立腺摘除術を予定しています。手術は腹部に計６ヶ所の穴をあけて内視鏡を挿入し、前立腺、両側精嚢腺を切除します。

【手術に関してのリスク・合併症】

1. 出血：輸血が必要となる場合もありますが、確率は１％以下です。必要なときには日本赤十字社から供給される血液により輸血を行います。
2. 直腸損傷：前立腺と直腸は接しており、きわめて稀ですが直腸損傷が起こりえます。損傷の程度によっては一時的に人工肛門を造設する場合もあります。
3. 神経損傷：術後に歩行障害が出る可能性が極めて稀にあります。リハビリが必要となる場合もあります。
4. 皮下気腫：手術中に使用する二酸化炭素が皮下にたまる場合があります。
5. 筋挫滅（術後の一時的な腫脹）：手術中の体位により筋肉が腫脹し痛みが出る場合があります。
6. 感染：肺炎、胆嚢炎、膵炎、創部感染等の可能性があります。ごく稀に重篤となる場合があります。
7. 臓器の機能障害：心機能障害、呼吸障害、肝機能障害、腎機能障害などが併発することがあります。
8. 血栓症（肺、心、脳等）：静脈血栓症の可能性があります。
9. 尿失禁：尿もれはほとんどの患者様で生じます。術後徐々に回復し、一年後にはほぼ消失します。
10. 吻合不全：膀胱と尿道を縫った部位がつかず、尿が漏れる場合があります。尿道カテーテルの留置期間を延長する場合があります。
11. 勃起障害：勃起に関わる神経を前立腺とともに切除するため、勃起障害が生じます。神経温存した場合でも術前と同様の状態までは回復するとは限りません。また、温存しても勃起しない場合があります。
12. 腸閉塞：手術後腸管の動きが悪くなる場合があります。程度により鼻から管を入れる場合があります。
13. 尿道狭窄：尿道の一部に狭窄が起こり、尿の勢いが術後に急に弱くなることがあります。程度によっては尿道狭窄部の拡張術を行う場合があります。
14. 鼠径ヘルニア：術後に足の付け根に脱腸を生じる場合があります。消化器科を受診していただく場合があります。
15. ロボットの不具合：0.1％の可能性でロボットが故障し、手術が遂行できない可能性があります。
16. 前立腺がんの再発：手術で前立腺をとっても、前立腺がんの腫瘍マーカーである PSA の上昇を認め、追加の治療が必要になる場合があります。
17. その他、予期せぬ合併症（手術関連死を含む）：手術侵襲に伴って予期しない合併症により致命的な合併症が起こる可能性があります。

以上、医師より治療に伴う危険性ならびにその後の経過等について説明を受け、必要性を十分に理解いたしました。

_____年_____月_____日　　説明医師__________

説 明 内 容

ID：＿＿＿＿＿＿＿＿＿＿＿＿ 生年月日：＿＿＿＿＿＿＿＿

私は＿＿＿＿＿＿＿＿＿＿様の （□手術，□麻酔，□検査，□処置）について、次の通り説明いたしました。

1．現在の病状及び（□手術，□麻酔，□検査，□処置）の必要性と今後の見込み。
　前立腺がんに対して全身麻酔下に前立腺摘除術が必要と思われる。
2．（□手術，□麻酔，□検査，□処置）の名称と方法。
　ロボット支援下根治的前立腺摘除術、全身麻酔
3．上記に伴う合併症の可能性と危険性。
　別紙説明文書に記載
4．緊急の処置を行う必要が生じた場合の適宜処置の可能性。

年 月 日 （ 時 分）

泌尿器科 医師（署名）＿＿＿＿＿＿＿＿＿＿

同 意 書

病院長殿

年 月 日 （ 時 分）

私は、現在の病状及び（□手術，□麻酔，□検査，□処置）の必要性とその内容、これに伴う危険性について充分な説明を受け、理解しましたので、その実施を同意します。

なお、実施中に緊急の処置を行う必要が生じた場合には、適宜処置されることについても同意します。

本人氏名（署名）＿＿＿＿＿＿＿＿＿＿＿＿

私は、本人に代わり説明を受けました。その実施を同意します。

代理人氏名（署名）＿＿＿＿＿＿＿＿＿＿＿＿ 本人との続柄＿＿＿＿＿

私は、本人、家族が説明を受け、実施を同意することを確認します。

立会人氏名（署名）＿＿＿＿＿＿＿＿＿＿＿＿ 本人との続柄＿＿＿＿＿

※病状・症状に応じて内容は異なります。

手術当日：術前	手術当日：術後
○手術の必要性を理解し、準備する。 ○手術に対する不安があれば訴える。	○安静、点滴の必要性を理解する。 ○血尿がない。 ○傷口に異常がない。 ○痛み止めの薬を使用すれば、痛みを感じることなく過ごせる。
・**食事禁止**です。のどが渇いたときは、うがいをしてもかまいません。 水分は朝までOK。	
	・ベッド上で安静にしてください。
・浣腸をします。	・尿の管が入ってきます。血尿が出ることがありますが心配ありません。 ・排便はベッド上で行います。
	・タオルで体を拭きます。
・午前中から点滴開始。	・術後の点滴をします（24 時間)。 ばい菌を退治するためのものです。
・入れ歯、腕時計、コンタクトレンズ、かつらなどを外してください。 ・トイレを済ませてから手術着に着替え、弾性ストッキングを履きます。	・心電図モニター、酸素、酸素モニター、フットポンプ、排液用の管（術後に出る赤い血性の排液を取るもの）を着けます。
・ご家族は必ず面会に来てください。	・面会は身近な家族のみにしましょう。 ・面会時間は 15 時からですが、必要に応じて看護師にご相談ください。

図18　前立腺がんロボット手術　入院中の診療計画と留意事項①

経過	入院～	手術前日
目標	○手術の必要性を理解し、準備をする。 ○入院・手術に対する不安があれば訴える。 ○口腔内を清潔に保つ。	
食事	・制限はありません。	・夕食までは通常のお食事を取ってください。それ以降は**禁食**です。 ・水分は取ってかまいません。
安静度	・制限はありません。	
排泄	・制限はありません。	
清潔	・入浴できます。	・シャワーを予約して入浴し、体を清潔にしてください。 ・ひげを剃ってください。
内服・点滴	・常用している薬があれば、お知らせください。	・21時に、下剤を内服していただきます。 ・眠れないときは睡眠剤をお渡しします。
検査・治療・処置	・採血、採尿、心電図、肺機能検査、レントゲン検査（胸・腹）など。	・指輪は前日までに外しておいてください。 ・手術部位確認のために印をつけます。 ・手術室でムダ毛の処理を行う可能性があります。
説明・指導	・看護師から手術の前後のことについて説明します。 ・口腔内を観察します。	・医師からの説明を受け、手術の承諾書・同意書に署名し、提出してください。 ・**手術の必要物品（ティッシュ、腹帯、オムツ）を準備**してください。

◆手術 ——ロボット手術の工程・方法

手術当日は、手術着、弾性ストッキングを着用し、手術前に点滴をします。手術室に入ると、心電図、体内の酸素状態を測るパルスオキシメーター、血圧計などのモニターが装着され、これらすべてのモニターの数値を確認し、安全性を確保した後に、全身麻酔が開始されます。

全身麻酔は、点滴から体に投与する静脈麻酔で意識をとり、筋肉弛緩《しかん》薬で体の筋肉の動きを止めます。筋肉の動きが止まると、同時に患者さんの呼吸も止まりますから、麻酔科医は人工呼吸を開始します。はじめはフェイスマスクという鼻と口を覆うマスクで行い、患者さんの酸素状態が安定したことが確認されると、今度は気管内挿管（酸素を送る管を挿入する）を行います。

そして、人工呼吸の安全性が確保され、全身状態が安定したことが確認されると、手術が開始されます。

麻酔がかかったら、われわれ泌尿器科医が、まずお臍の上に縦3㎝の傷をつけます。そこから特殊な針でお腹を刺し、ガスを注入します。十分にお腹にガスが入ったのを

①全身麻酔・人工呼吸の安全性確保

②お腹の1か所に穴を開け、ガスを注入、カメラを入れる

③お腹の5か所に穴を開け、チューブを入れる

④手術台を動かし、頭位を30度下げる

⑤カメラとチューブをロボットに繋げる

⑥前立腺を切り離し、袋に入れる

⑦膀胱と尿道を繋ぎ合わせる（吻合）

⑧出血がないか確認し、手術台を動かして、頭位を水平に戻す

⑨袋に入った前立腺を摘出

⑩穴を縫い合わせる（縫合）

⑪尿道カテーテルを入れてしばらく留置

⑫胸、お腹のX線写真を撮り、異常がないか確認

⑬全身麻酔を解く

図19　手術のおおまかな工程

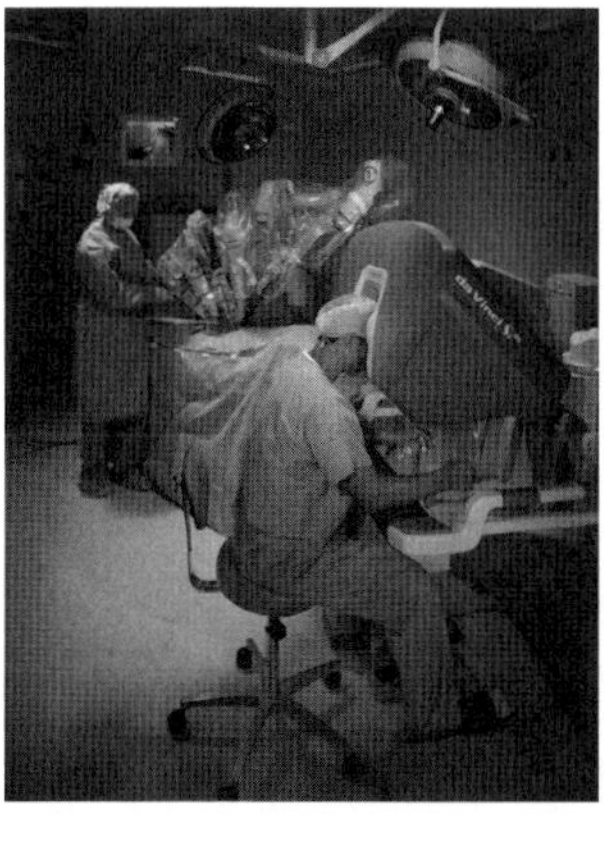

コンソール（手前）で執刀医が操作。
奥のペーシェントカートで実際の手術が行われる。

図20

確認した後に、同じ傷から少し太い管（カメラ用ポート）を入れます。その管から長い内視鏡を入れ、お腹の中の腸の癒着がないかどうかを確認します。過去に行った手術（虫垂炎や鼠径ヘルニアなど）のために、癒着がひどいときには、癒着を剥がしてからロボット手術をします。

その後、お臍の左に2か所、右側に3か所5〜12㎜の穴を開けて、それぞれから管を入れます（図21）。

次に、手術用の台を動かして、患者さんの頭側を30度下げます（手術用の台はいろいろな方向や角度に動かせるようになっています）。

準備が整ったら、ロボットの本体を患者さんの体に近づけ、カメラと他の4本の管と、ロボットのアーム部分を繋げます。残る1本の管は、患者さんのすぐ横で操作する助手のためのもので、ロボットのアームとは繋ぎません。

すでにお話ししましたように、前立腺は骨盤の一番深いところにあります。ですから、いかにロボット手術が開腹手術と比較して顕著に改善されていても、決して小さい手術ではなく、大手術の範疇に入るものです。

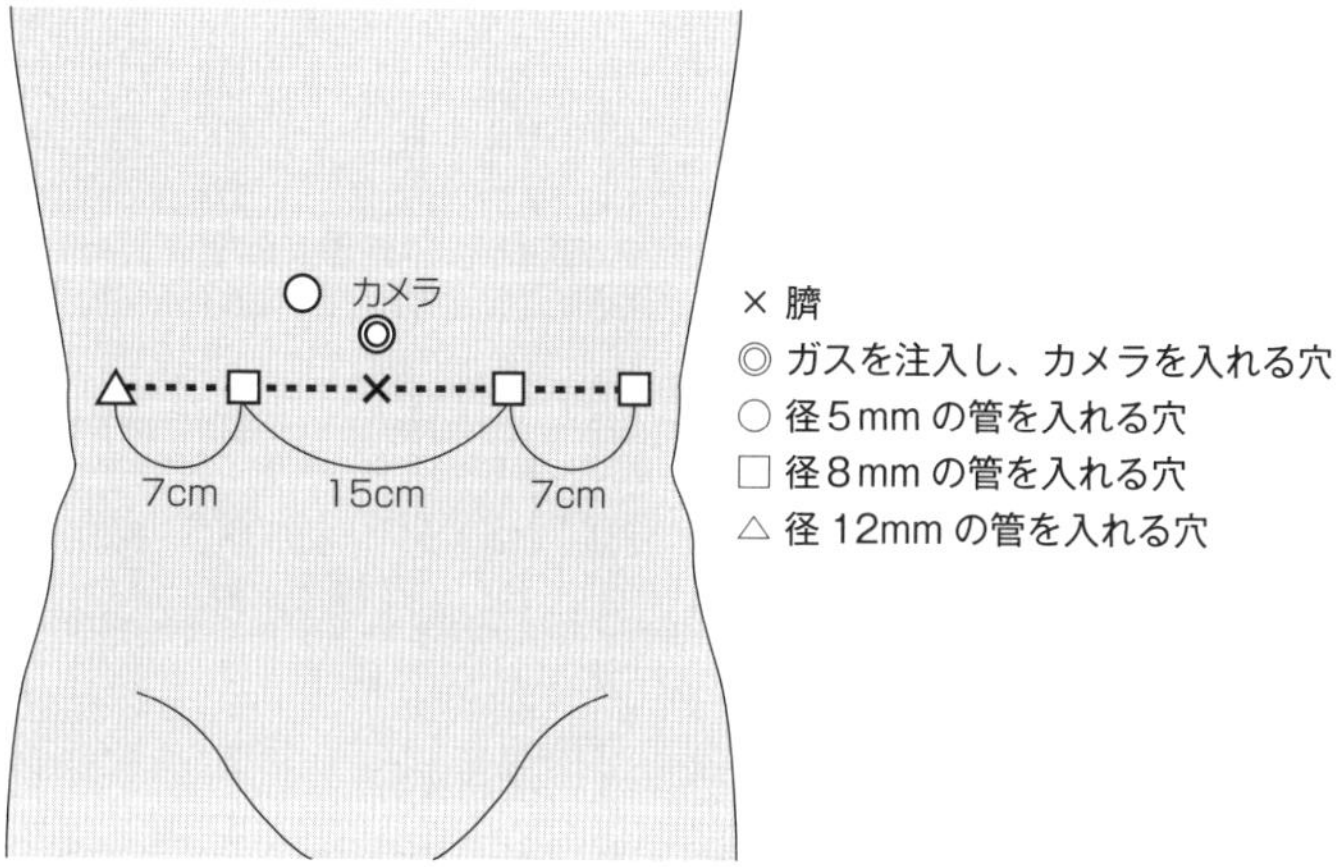

図21　腹部に施す穴の位置

前立腺を切り離す手順は、まず左右の筋肉から剥がし、次に後ろにある便が通る直腸を剥がし、膀胱と尿道から切断します。切り離した前立腺は、前立腺回収用の袋に入れておきます。これら一通りの流れに要する時間は約2時間で、さらに必要な場合は、前立腺の近くの動脈に沿ったリンパ節をとることになります。

前立腺が切り離されたら、膀胱と尿道を繋ぎ合わせます（吻合《ふんごう》）。

また、手術後に体の中に余計な血液や体液がたまらないようにするために、ドレーンという細い管を体の右側の穴から入れます。

これらの作業後、ドレーンを残して、それ

ぞれのポートを抜いて、抜去後に出血がないか確認します。ちなみに、ドレーンを抜去するのは、手術後数日内になります。

出血がないことが確認されたら、ペーシェントカートを、それぞれのアームが他の臓器や、患者さんの下肢に当たらないように気をつけながら移動させ、30度に傾いていた患者さんの体位をもとに戻します。そしてお臍の上の傷を縦に広げて、袋に入れておいた前立腺を摘出し、最後に各ポートの傷口を縫い合わせて終了します。

術後は、尿道から膀胱に溜まった尿を身体の外に出す管（尿道カテーテル）を入れて留置します。また、胸、お腹のX線写真を撮り、問題のないことを確認した後に麻酔をさまし、喉に入っていた管をとります。

そして、手術室から移動して、病棟のベッドへ戻ります。

◆手術後　――　1日目から歩行が可能

全身麻酔から目が覚めると、喉がヒリヒリすると感じることがあります。これは、挿入した管の刺激や圧迫によるもので、通常、手術後2～3日で治ります。

病棟に戻ったあとは、お腹の痛みがあれば鎮痛剤の点滴をします。お腹を開ける手術より痛みは極めて少ないですが、それでも6個の穴を開けますから痛むことはあります。また、尿道に管が入っていますので、その刺激で尿はしっかり出ている（管を通して袋に溜める）のに出ていないような感じがすることがあります。これもひどければ鎮痛剤を使いますが、すぐに慣れます。

手術が終わっても、この日は飲食禁止。ベッド上で安静にしていただきます。手術後の状態を見るために心電図モニター、酸素モニター、さらに膝下に血栓予防のフットポンプがつけられ、少量の酸素が鼻から投与されます。この状態が、翌日の朝まで続きます。

翌日（術後1日目）から、調子が良ければ病棟内を歩いてもらいます。早くからベッドを離れて動くことが手術後の肺炎などの合併症を防ぐことに繋がります。

手術後2日目以降は、行動制限はありません。手術後3日ほどはベッドから起き上がる際に痛みが出ることがありますが、一旦、歩く姿勢を作ると痛みは治ります。前出のように、2~3日目にはドレーンを抜きます。ドレーンが抜けたらシャワーが可能になります。

術後6〜7日目には、簡単な検査をして、膀胱と尿道がしっかり繋がっていることを確認しながら、尿道カテーテルを抜去します。カテーテルを抜いた後に尿漏れがほとんどない方が多いですが、なかには抜去当日および翌日に尿漏れが多く、その後、尿を膀胱に溜める感覚が戻り、尿漏れが減っていく方もいます。

尿道カテーテルを抜いたら、自分で排尿した量、失禁の量を把握するための「排尿日誌」をつけてもらいます。このことでご自分だけでなく医師・看護師も状況を客観的に把握できます。また、飲水量が多い・少ないも判断ができます。

なお、最近では女性だけでなく、男性用の失禁用グッズも増えています。退院後、仕事や趣味などを含めて生活を快適にするために看護師がグッズの提案やアドバイスができますので遠慮なく相談して下さい。また当院では男性トイレはサニタリーボックスがないためゴミ処理もお手伝いします。

カテーテルを抜くとすぐに、尿失禁改善のためのトレーニングを開始します。ロボット手術では、尿失禁の改善が早いことはすでにお話ししましたが、こうした術後ケアは極めて重要です。

◆術後の尿失禁を防ぐために

①トレーニング「骨盤底筋体操」

では、どのようなトレーニングをするのでしょう。

尿失禁に対する最も効果的なトレーニングは、「骨盤底筋体操」です。これはアーノルド・ケーゲルという人が最初に提唱した体操ですが、その後、種々の改良がなされてきました。

骨盤底筋というのは、骨盤の底で膀胱や直腸などが下がらないように支えている筋肉群で、尿道・肛門を締める役割も果たしています。骨盤底筋体操の目的は、この骨盤を支える筋肉を鍛えることですが、同時にお腹やおしりの筋肉はリラックスさせることも大切な目的です。筋肉は収縮の早い速筋線維と遅い遅筋線維に分かれますが、骨盤底筋運動では、速筋線維である尿道括約筋や遅筋線維である骨盤筋肉（膀胱や直

前立腺がん手術後の尿失禁改善プログラム

いつでもどこでも、日常生活に取り入れられる簡単な運動です

〈原因〉

前立腺全摘後の尿失禁の原因は**骨盤底筋群の一部・外尿道括約筋の機能低下**にあります。この骨盤底筋群を鍛え続けることで、尿失禁を改善することができます。

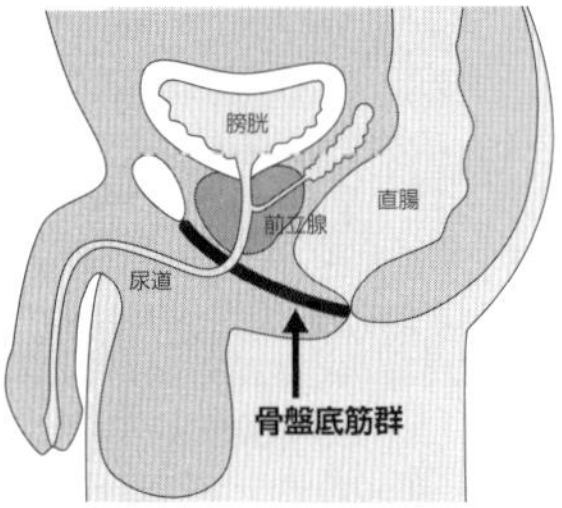

骨盤底筋群は、膀胱や直腸を支えている。

〈骨盤底筋体操・トレーニング 1〉

（1）仰向けに寝ながら

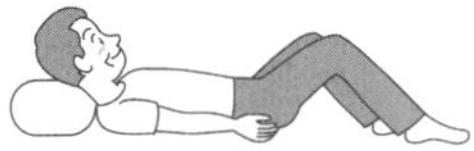

① 仰向けに寝て、足を肩幅に広げる。頚部に枕などを入れ、上体は起こす。
② 膝を少し立てる。
③ 体の力を抜き、肛門を 3 ～ 10 秒間締める。
④ ③を 10 回繰り返す

※慣れてきたら、膝を持ち上げた姿勢でやってみる。

（2）よつんばいになって

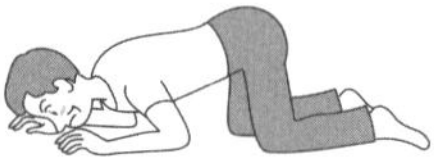

よつんばいになり、床に膝をついて、ゆっくりと肛門を締める。

（3）つかみ立ちで

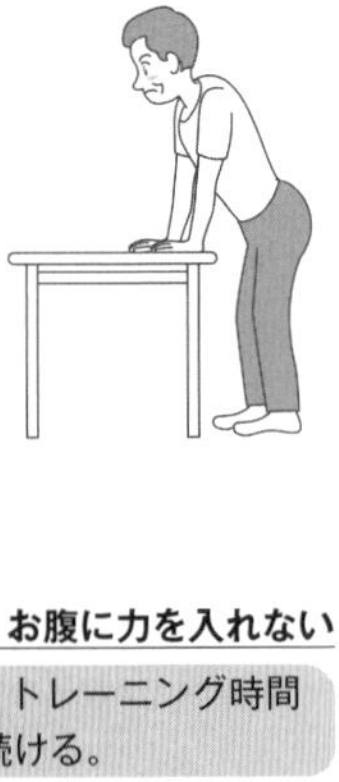

① 足を少し広げて、机のそばに立つ。腕は肩幅に開いて、手は机につける。体重はすべて腕に乗せる。
② 肩、お腹の力を抜いて肛門を締める。

（4）椅子に座って

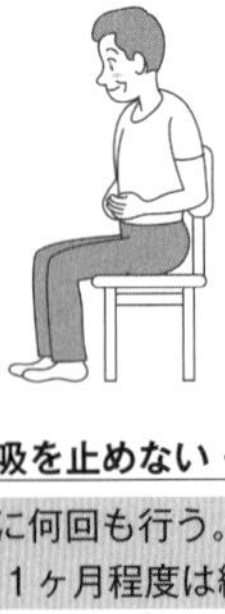

① 椅子に座り、足を肩幅に広げる。
② 背中をまっすぐに伸ばし、お腹に手を当て、お腹に力が入らないようにしながら、肛門を締める。

注意点　呼吸を止めない・お腹に力を入れない

回数・頻度　（1）～（4）を分けて、1 日に何回も行う。トレーニング時間の合計は 1 日 10 分間程度が目安。これを、1 ヶ月程度は続ける。

腸を支える）の両方を鍛えます。

このトレーニングは、術後、病棟で看護師が指導しますが、最も大切なことは、まず始める前に、患者さんにその目的を十分理解していただくことです。けっして強いるものではありませんので、理解し、やる気を持って続けていただきたいと思います。

骨盤底筋体操には、大きく3つのトレーニングがあります。

［トレーニング1］
肛門を強く3～10秒締めます。その後リラックスします。これを3～4回繰り返します。これを⑴仰向けに寝ている状態（枕などで上体は起こす➡これでお腹はリラックスする）、⑵よつんばいの状態、⑶立っている状態、⑷椅子に座っている状態、の4つの姿勢で繰り返します。

［トレーニング2］
排尿時に肛門を閉めて、約5秒間途中で止める運動をし、5秒間リラックスします。

10秒を目標に少しずつ時間を増やし、同様にリラックスします。

［トレーニング3］

ベッドの上で仰向けに横になり、枕などで上体を起こし自分の下腹部を見るような姿勢になります。下腹部にやや力を入れる運動（強い腹筋運動とは異なります）を30回ほど実施。これを1日3回行います。

［全体を通しての注意点］

□お腹はリラックスさせ、普通のゆっくりとした呼吸をする。
□効果を感じてもすぐやめず続ける。

これらのトレーニングは、退院するまで毎日行い、退院後も尿失禁が完全になくなるまで続けます。

②生活習慣を見直す

手術後の尿失禁への対策としては、「生活習慣を見直す」ことも大切です。具体的には、以下のようなことを心がけてください。

□水分をとりすぎない

朝、昼、晩の食事をとるだけで、通常は約1Lの水分をとっています。これに食後のお茶やお水をとるだけで十分です。もちろん、夏に脱水にならないように、暑ければ相応の水分をとることは必要です。しかし、特に夕食後、就寝するまでの間に過度な水分をとると、夜中にトイレへ行く回数も増えますし、失禁も増えてしまうことがありますから要注意です。

□水分の内容を考える

過度なコーヒー、紅茶、アルコール、炭酸飲料の摂取は、膀胱の粘膜を刺激してトイレの回数を増やします。

□禁煙する

喫煙も膀胱を刺激する一因になります。また、最近では喫煙が肺がんや膀胱がんだけでなく、前立腺がんにも関連があるという報告も出てきましたので、手術をきっかけに禁煙することがベストです。

□食事

あまり神経質になる必要はありませんが、刺激のある辛い食品、チョコレート、燻《くん》製《せい》した食品の過度な摂取は控えましょう。

□トイレの回数

手術後、しばらくは2～3時間ごとにトイレに行きましょう。しかし、就寝後は夜中に無理にトイレに行く必要はありません。就寝直前にトイレに行きましょう。

□軽い運動をする

散歩や他の軽い運動は、骨盤底筋にも良い影響がありますので、積極的に取り組みましょう。ただし、激しい腹筋運動は、手術後3か月は避けてください。ロボット手術は小さい穴をお腹に開けるのみですが、それでも一時的にお腹を支える筋肉などは弱くなります。あまり激しい運動をすると、お腹の弱い部分から腸が出てくる脱腸になってしまうことがあります。

□体重を増やさない、減らす

手術前後に大事をとりすぎて、過度な栄養を摂取して体重が増えてしまうことがあります。これは健康を損なう一因だけでなく、膀胱への圧力が増して失禁の悪化に繋がりますので、注意しましょう。

□便秘を防ぐ

手術前に下剤を飲んだり浣腸をしたりする影響もあって、手術後しばらく便秘傾向になる方が多いです。ひどい便秘であれば担当医に相談してください。

◆退院――その後の通院と注意点

さて、尿道カテーテルを抜き、1〜2日で尿を膀胱に溜める感覚が戻り、尿漏れが減ってきたことを確認できたら退院です。しかし、退院後も観察が必要です。

まず、退院から約3週間後に、外来を受診していただきます。その際、手術後の状態を確認し、摘出した前立腺の詳しい病理結果をお話しします。その病理結果の如何によっては、追加の放射線治療や内分泌治療（術後補助療法）をすることがありますが、ほとんどの場合は、定期的にPSA血液検査を行うだけで済みます。

PSAは、前立腺を体から取り去ると6週間後にはゼロになります。それを5年間確認できれば「完治」となります。

ロボットの前立腺手術を受けて退院した後に、何か問題があって救急外来を受診する方は極めて少ないといえます。通常は退院後の生活は手術前と同様でよく、特別なことをあえてする必要はありません。ただ、約10日間入院するだけでも疲れは出てきますから、自宅で数日休養をとられるのがよいでしょう。しかし、必要ならばすぐ働くことも十分可能です。

退院後の注意点としては、次のようなことが挙げられます。

(1)手術後約1か月は、患部を直接刺激する自転車やバイクに長時間乗るのは避けましょう。

(2)手術後約3か月(最低1か月)は、激しい腹筋運動やとても重いものを持つことは避けましょう。ロボット手術では、お腹に小さい穴を開けるのみですが、それでも一時的にお腹を支える筋肉などに弱い部分ができ、あまり強い腹圧をかけると脱腸が起きてしまうことがあります。

(3)手術後・入院中とも、排尿時に尿がピンク色になったり、血の塊が出たりすることがあります。しかし、それらは通常は問題ありません。やや水分を多めにとってください。万が一、血の色が濃く排尿がしにくい(尿が出にくい)ときには、主治医に連絡もしくは早めに外来を受診してください。

※病状・症状に応じて内容は異なります。

6日目	～退院	退院後
○尿漏れや退院後の生活について理解する。		
		○創部の出血・炎症を防ぐために… ・便秘に注意し、水分・食物繊維の摂取を心がけてください。 ・重い荷物の上げ下ろしや、激しいスポーツ、自転車・バイクなど創部を刺激する行為は避けましょう。 ・熱いお湯での入浴や飲酒はしばらく控えましょう。 ○血尿が出たときは… ・創部のかさぶたが剥がれると薄いピンク色の血尿が出ることがあります。 ・この場合、水を多めに飲んで様子を見てください。 ・血尿が濃くなったり、真っ赤な血尿が出たときは、泌尿器科外来まで連絡してください。
・尿の管を抜きます。尿意がなくても、2時間後には排尿しましょう。 ・尿漏れがあります。尿漏れの量を測りますので、尿とりパッドを準備してください。 ・尿失禁を改善する体操(骨盤底筋体操、134ページ)について説明しますので、継続して行ってください。		
・膀胱の造影検査を行います。		
・尿の管を抜いた後、しばらくは排尿時に痛みがあったり、血尿が混じることがあります。 ・「排尿日誌」で尿量や漏れの量のチェック。		

図22 前立腺がんロボット手術 入院中の診療計画と留意事項②

経過	術後１日目	2、3日目	4、5日目
目標	○ベッドから立ち上がり、歩く。	○歩く距離を増やしていく。	
食事	・朝、主治医の回診後、飲水ができます。	・食事を再開。お腹の動きを見ながら、食事の硬さを変えていきます。	
安静度	・朝、主治医の回診後、歩行ができます。 ・最初の歩行には看護師が付き添います。		
排泄	・歩行開始後は、トイレで排便できます。		
清潔	・タオルで体を拭きます。		・シャワーを浴びることができます。
内服・点滴	・術後の点滴をします(24時間)。ばい菌を退治するためのものです。 ・手術前に常用していた薬があれば、主治医の指示に基づいて服用を再開します。		
検査・治療・処置	・朝、採血があります。 ・レントゲンを撮影します。 ・心電図モニター、酸素、酸素モニター、弾性ストッキング、フットポンプを外します。	・2日目の採血。 ・排液の色が徐々に薄くなっていきます。	・排液用の管を抜きます。
説明・指導	・術後から１日目は強い痛みがあります。痛みには個人差があり、必要であればお薬で和らげます。		

(4)手術後はどうしてもしばらく便秘傾向になります。入院中も漢方の便秘薬などが処方されることがありますが、必要な場合には退院時にも処方されます。退院後もあまりひどい便秘はしばらく避けたいので、適宜便秘薬を使うようにしましょう。一般的には数か月すれば、どなたも手術後の影響はとれ、便秘も解消されます。

(5)現在では極めて稀ですが、尿道狭窄（膀胱と尿道のつなぎ目が狭くなる／後述）が起こると、尿の勢いが悪くなります。1日の中で尿がたくさん溜まり、勢いよく出ることが1回でもあれば大丈夫ですが、明らかに出が悪くなったと感じたら、予定より早めに外来を受診してください。

また、なかには尿漏れが気になって、外出をためらう方もいらっしゃるかもしれませんが、体力の回復や気分転換にもなりますから、近くを散歩したり、旅行に出かけるなど、なるべく外出しましょう。歩くことで足腰が鍛えられ、骨盤底筋が強化され、排尿のリハビリにもつながります。心も体も積極的になることが、大事だと思います。

《第5章 「ロボット手術」の実際 まとめ》

- ロボット手術の**入院期間は10日間**。手術日は入院の翌日。
- お腹に計6か所の穴を開け、管を挿入。前立腺を周囲から切り離し、膀胱と尿道を繋ぎ合わせてから、前立腺を摘出。
- 手術後、1日目から歩行が可能。尿失禁を防ぐために、**トレーニングや生活習慣の見直し**を行う。

第6章

前立腺がん手術のリスクを理解する

——合併症、術後の再発と対応策

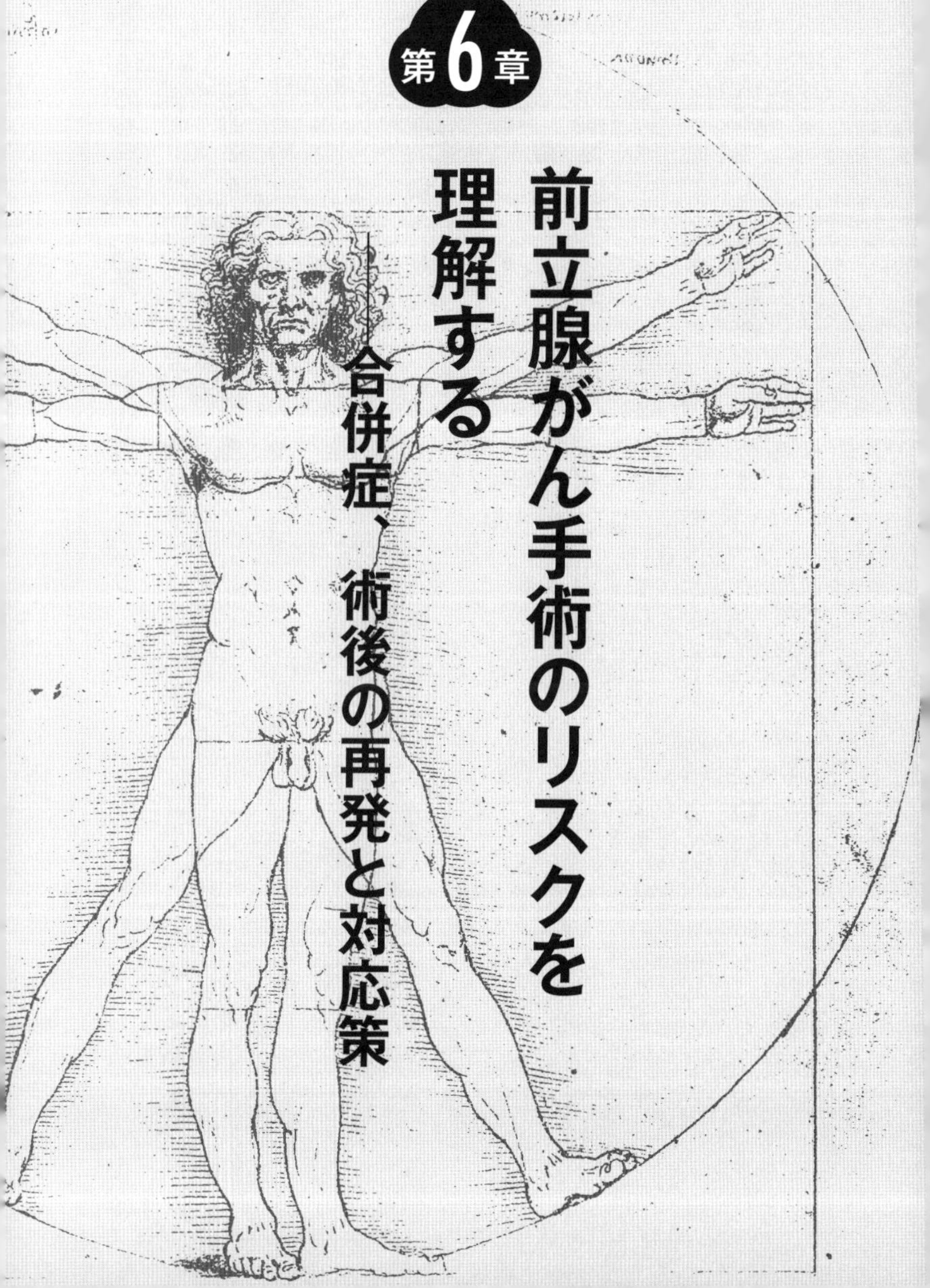

◆手術の合併症（副作用）を知っておこう

ロボット手術は極めて安全な手術と言えますが、手術自体は小手術ではなく大手術です。開腹手術や腹腔鏡手術と同様に、副作用も皆無ではありません。ですから、手術を受ける際は、そうしたことを十分理解することが大切です。

この章では可能性のある副作用と術後の再発について、解説していきます。

◆尿失禁と性機能障害

合併症① 尿失禁

尿失禁は程度の差はあれ、誰にでも起こりえます。

正常な排尿機能とは、尿意を感じることなく無意識に尿を膀胱に溜める（蓄尿）ことができ、尿意を感じたら、意識的に尿を残すことなく勢いよく排出（排尿）できる状態をいいます。前立腺全摘除術後はたまった尿を支える括約筋が一時的に弱くなり、尿の圧力に負けて漏れてしまうわけです。ロボット手術では括約筋を触らず手術ができるので、尿失禁はとても少ないです。

第5章でお話しした通り、手術後、尿道に管（カテーテル）を入れますが、約1週間後に抜いて、尿失禁の状態を確認します。

92ページの図15をもう一度ご覧ください。ロボット手術の場合「セーフティ・パッド」は術後3か月で90%、6か月で94%、1年で96%。これは、普段は尿漏れがほとんどないけれども、何かの拍子、例えば座っている状態から立ち上がるとき、重いものを持ったとき、くしゃみをしたときなどに数滴漏れるので、念のためにパッドを着けているというレベルです。

この時点で生活上はほとんど支障がないといえますが、さらにまったくパッドを使用していないという方（「パッド・フリー」）は、術後3か月で62%、6か月で78%、1年で92%という結果です。

当院では、現在も経験を重ね、さらに技術的にも手術の工夫をして、手術後早期に失禁が改善するよう努力しています。

図 23

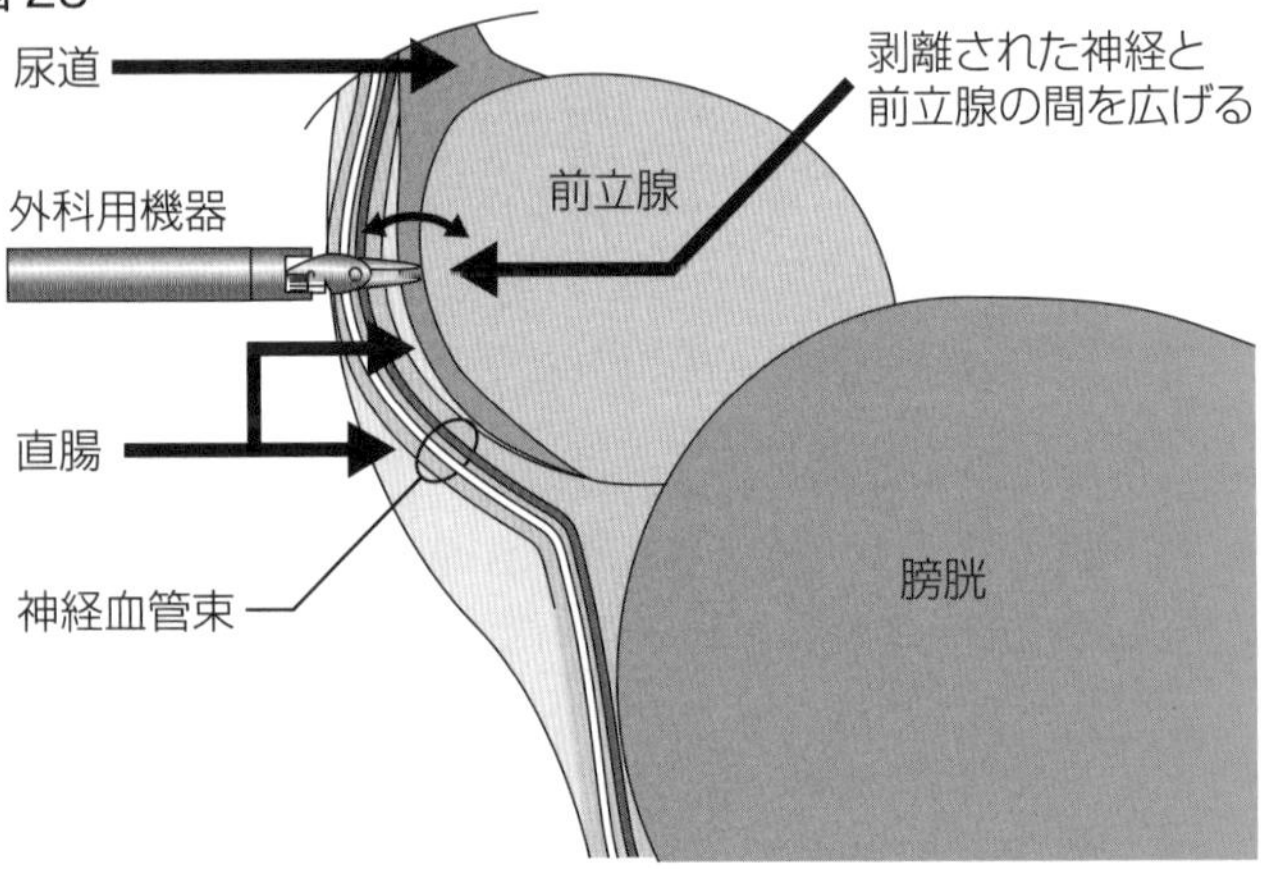

被膜外浸潤をする可能性が低い側の皮を剥き、神経を温存している。

合併症② 性機能障害（勃起不全）

尿失禁と同様、前立腺がん手術に伴う特徴的な副作用です。

勃起をコントロールする神経は、前立腺の左右に１本ずつあります。診断されたときの針の検査で何本もの針にがんが検出された側は、通常、神経の温存はしません。あるいは、直腸の指診断（直腸診）や超音波、ＭＲＩなどの画像で、大きいがんの存在が疑われるときも温存はしません。なぜかというと、神経は前立腺にぴったりくっついていて、温存する際には前立腺からていねいに剥がしていきますが、もともとがんは神経の近くに存在することが多く、剥がしすぎるとがんが取り残されて、再発の原因になってしまうことがあるからです。一方、手術前の検査で大きながんがないと判断されたときには、積極的に温存します。

このことを過敏に考えすぎると、すべての神経を温存しないという話になりがちで、実際、日本の泌尿器科医はやや恐れを強く持ち過ぎて、神経温存に消極的な傾向にあります。しかし、慎重に判断して温存すれば、そのことが原因で再発に繋がることは稀です。特に最近は40~50歳代の患者さんが増え、この勃起不全の問題は重要性を増しています。

また、「前立腺をとってしまうと男らしさを失ってしまうのでは?」あるいは「性欲がなくなってしまうのでは?」と、患者さんから聞かれることがよくありますが、前立腺は精液を作る重要なところであっても、男性ホルモンを作るところではありません。男性ホルモンを作る陰嚢の中の精巣を切除するわけではありませんから、急に「男らしさ」が失われることはありません。

◆手術後の性機能障害（勃起不全）への対策

欧米と比較すると、患者さん本人やご家族の性機能に対する要求は低いと感じます。しかし、先ほども触れたように40～50歳代の若い方も手術を受けることが稀でなくなっていますので、今後さらに問題になると思います。もちろん、60～70代の方にとっても大切なことです。

なかなか話しにくいと感じる方も多いと思いますが、手術前・手術後を問わず、「現状はどうなのか」「希望はあるのか」「対策はあるのか」など、ぜひお聞きになってください。

性機能をいかに回復できるかということには、手術の方法（どのように神経を温存したか）、患者さんの年齢、手術前の性機能の状態、糖尿病など他の疾患の存在といった多くの事柄が関わります。しかし、単純に言いますと手術前に「元気」であり、手術時に神経の温存がうまくいけば性機能が戻る（＝性交が可能になる）ことは十分に可能です。

手術前の直腸診、生検の結果、画像診断などを参考にしながら、患者さんと両方の神経を温存、片方を温存、両方とも切除、といった方針を最終的に決めます。「神経の温存」といっても手術中に神経が肉眼で確認される訳ではありません。言ってみれば、前立腺を包んでいる膜を、皮を剥くようにして分けて、結果的にその膜の中に神経があるという感じです。

熱の影響、ひっぱる力の影響があるので、術者が良い温存ができたと思っても完全ではないことがあります。典型的成績では両側の温存の方の80%が2年後までに改善しますが、残る20%の方は中々改善の兆しがみえません。さらに片方の温存の方は2年後でも約50%の方が改善しますが、残る50%は改善が難しいかもしれないという結果です。

神経の再生には時間がかかりますので、手術後はあわてず時間を待つのが原則ですが、回復を早めるための方法もあります。

・性機能障害の回復を早める

かつては泌尿器科の中でも性機能を専門とする病院は限られていましたが、バイアグラの出現で大きく変わりました。前立腺がんの手術後もこの薬を使用して回復を早めることがあります。

手術前に薬を内服すると、多くの方が満足できる勃起が得られたり、勃起が長く続いたりします。しかし手術後は、薬を飲んだからといってすぐに満足する勃起が得られるとは限りません。あくまで回復を早めるための薬です。

手術後、勃起の回復が比較的早いものの性交にはまだ不十分、といった場合では、薬で硬さが増し性交が可能になる場合もあります。

以下に説明する薬の飲み方に決まりはありませんが、1週間に1回、3日に1回のように定期的に飲むことが良いと思われます。また、これらの薬は保険が適応にならず自費扱いになります。

既に長く使われている薬で、安全であることは証明されていますが、過去あるいは現在、狭心症や心筋梗塞と診断されている方は絶対に飲んではいけません。血圧が下がって心筋の損傷を来すことがあり、命に関わることがあるためです。

また、不整脈で別の薬を飲んでいる方も主治医とよく相談すべきです。

さらに、薬の副作用というよりは、薬で勃起が得られ長時間頑張ることで心臓に負担がかかり、重症になってしまうことが指摘されていますので注意が必要です。

□バイアグラ（シルデナフィル）

性交の30分～1時間前に（あるいは関係なく）、空腹時に飲みます。食事により薬の吸収が妨げられることがあるためです。服用後、約4時間効果があります。副作用には頭痛、顔面の紅潮、胸焼け、鼻づまりなどがあります。これらの副作用は通常は薬の効果が切れるとともになくなります。

□レビトラ（バルデナフィル）

性交の1時間半前に（あるいは関係なく）飲みます。食事との関連は少ないとされます。約4～5時間効きます。副作用はバイアグラと同様で、薬の効果が切れるとともに消えます。

□シアリス（タダラフィル）

性交の2時間前に（あるいは関係なく）飲みます。副作用はバイアグラやレビトラと同様ですが、これらに加え、さらに背中の痛みや筋肉痛などがあるとされます。いずれも、薬の効果が消えるとともになくなります。食事をすることによる影響はありません。

内服薬以外にも陰茎に特殊な薬剤を注射する方法、特殊な器械で陰茎を膨らませる方法などもあります。これらの特殊な治療方法は性機能を専門とした病院でしかできませんので、必要に応じて主治医と相談して検討します。

◆極めて稀な合併症（副作用）

出血

前立腺がんの手術は従来、ある程度、出血を覚悟しなければならない手術でした。開腹手術の場合は、手術前に400〜1200ccの自分の血を溜めておき手術のときに輸血する「自己血」という方法をとっていましたが、ロボット手術の現在ではそういった準備はほとんどしていません。われわれ医師も、ロボット手術になってから「前立腺がんの手術は出血のない手術である」と、認識を新たにしています。

とはいっても、周囲に大きな血管があり、出血の可能性はゼロではありません。万が一のために輸血の同意をいただき、手術に臨まなければなりません。

感染症

開腹手術では、清潔な手術室でしっかり消毒しているにも関わらず、大きく切り開いた創部が感染し、傷が開いてしまうことがあります。その場合、毎日消毒をして傷が塞がるのを待たねばならず、入院が長引いてしまうことがあります。しかし、ロボット手術は、1つ1つの傷（穴）が小さいので、感染し傷が開くことはまずありません。その他、肺炎、腎盂《じんう》腎炎、胆嚢炎などがありますが、その可能性は極めて低いといえます。

血栓症

血栓症とは、肺梗塞、心筋梗塞、脳梗塞のことですが、特に肺梗塞のことを指します。飛行機のエコノミー症候群という言葉を聞いたことがあるかと思いますが、それと同様に、長時間同じ姿勢でいるために足で血が固まり、急に立ち上がったりすると、それが静脈を通り、肺あるいは心臓、脳に行き、梗塞を生じる病気です。

麻酔下で大きな手術をすると、同じようなことが起こることがあります。著者らが関係した患者さんでは今までゼロですが、万が一起こってしまうと重症になってしまう可能性がありますから、可能な限り予防をします。

予防方法の1つとして、まず手術直前から、きつめのストッキング（弾性ストッキング）をはいていただきます。また、麻酔がかかった後に、特殊な器械を足に巻き、手術中から翌日まで足のマッサージをします。

直腸損傷

前立腺は、便が通る直腸のすぐ上にくっついています。そこを剥がして、前立腺を摘出するときに、直腸に穴が開いてしまうことを直腸損傷といいます。これは、いくつか副作用がある中で、手術するわれわれにとっても最も恐い副作用です。

なぜなら、直腸損傷が起きた場合、もちろん糸で縫合しますが、それでも穴が塞がらないということがあるからです。また、手術中はわからなかったのに、手術後に穴があることが判明することもあり、手術の処置では対応が難しい場合もあります。そういうケースでは、消化器外科に依頼し、大腸をお臍の左横に出して人工肛門を作り、6か月～1年間は直腸に便が通らないようにします。そうすると自然に穴が塞がり、その後、改めて人工肛門をもとに戻す手術をします。

これもロボット手術の大きな利点で、術野を10倍にも拡大し、ていねいに前立腺を直腸から剥がしますから、損傷の可能性は極めて低くなっています。

手術関連死

これは手術をきっかけ、もしくは原因とし、手術1か月以内に死亡することを意味します。もちろん我々は、そういう経験はありません。ただ、世界的に見ると、特に米国で、極めて稀に起きることがあります。多くが麻酔、手術による血圧の変化などによる心筋梗塞です。あるいは、先に述べた血栓症（肺梗塞）の結果として死に至る場合です。

閉鎖神経損傷

前立腺の横、骨盤に沿うように足に行く太い閉鎖神経があります。リンパ節の廓清《かくせい》（切除）をする場合、閉鎖神経の周囲のリンパ節をも取りますが、その際に神経を傷つけたり切ってしまうことがあります。極めて稀ですが、神経損傷が明らかな場合は、細い糸で再び繋ぎあわせます。手術後、やや歩行しにくい感じになりますが、時間とともに普通の状態に戻ります。

リンパ瘻《ろう》

人間の体には、全身にリンパ節があり、リンパ管が血管と同じように全身に分布しています。前立腺がんの手術をする場合、前立腺の摘出と同時に、近くのリンパ節（骨盤内リンパ節）を廓清することがあります。その際に、微細なリンパ管からリンパ液の漏れが生じて手術後も続くことがあります。それがリンパ瘻です。ロボット手術では、このことで問題が起こることは稀です。さらに稀ですが体の外に出し切れなかったリンパ液が感染を起こすことがあります。その際にはもう一度ドレーンを挿入することがあります。

（リンパ節廓清について）

手術を受ける方のほとんどが前立腺がんの診断を受けた後に骨転移やリンパ節転移がないのを検査で確認します。ところが実際に手術をして前立腺の周囲のリンパ節を切除するとその中にわずかにがん細胞が見つかることがあります。特にリスク分類で高リスクに入る方はその可能性が少し高くなります。現在、一般的に行われている方法は、低リスクの方はリンパ節の切除をしない、あるいは限られた部分のみの廓清をする。高リスクの方は拡大リンパ節廓清と言って、前立腺周囲の広範囲（具体的には閉鎖リンパ節、外腸骨リンパ節、内腸骨リンパ節など）を切除することが多くなっています。中リスクの方は主治医の判断によることが多いですが、リスク分類だけでなく他の要素を考えて決めることが多くなります。限られたリンパ節廓清は短時間で済み副作用もほとんどありませんが、拡大リンパ節廓清は時間を要しリンパ瘻などの副作用も少し増えます。リンパ節廓清に関しては手術前に主治医に聞き、また相談するべきだと思います。

尿道狭窄

前立腺がんの手術では、前立腺を摘出し、尿道と膀胱を糸で縫合し繋げるわけですが、尿道狭窄は、その繋げた部分（吻合部）が硬くなり、その結果、尿道が狭くなって尿の勢いが弱くなり、出にくくなることです。幸い、ロボット手術では、極めて稀な副作用です。開腹手術では約5％の患者さんに発生しましたが、ロボット手術では膀胱・尿道吻合がていねいに、しっかりできるので、ほとんどないものと考えています。

◆がんの再発と対処法

あまり気が進まないかもしれませんが、再発についても理解しておく必要があります。患者さんからは、「手術して前立腺を全部取ってしまうのだから、再発の意味が分からない」とよく言われます。

もっともな疑問です。しかし、他の病気でもそうですが、手術をしても再発ということは起こり得るのです。

前立腺がんの場合、手術は限局性（前立腺を含む被膜内にとどまっている）であることが前提です。ですから、手術前の検査で、転移がないことを確認したうえで手術を実施します。そして、手術では、医師が肉眼で見ながら、前立腺をすべてきれいに取り去ります。

ところが、進行がゆっくりな前立腺がんでも、極めて微細ながん細胞が、前立腺を包んでいる膜を越えて、すでに周りに飛び散ってしまっていることがあります。場合によっては、手術前の検査でわからなくても、近くのリンパ節にがん細胞が隠れていることもあります。これは顕微鏡で見なければわからないレベルの話です。つまり、前立腺をきれいに取り去っても、がん細胞がまだ残っていて、それがまた増大していく可能性があるということです。

再発の発見は、ＰＳＡ値によります。体の中でＰＳＡを作る前立腺が摘出されると、約１か月半で体からＰＳＡがなくなりＰＳＡ値はゼロになりますが、その後再び０・２以上が続くと再発ではないかと疑われます。しかし、この時点でＣＴやＭＲＩ、骨の検査などをしても、どこにがん細胞があるかはわかりません。また、症状が出ることもありません。他の厳しいがんと違って、すぐに生活に支障を来したり、死に至ることもありません。

図24が、著者の一人が実施した患者さんの結果を示したものです。ダミーコ分類における低・中・高リスクの、手術後２年が経過した再発率はそれぞれ６％、７％、21％で、５年後では７％、15％、31％でした。

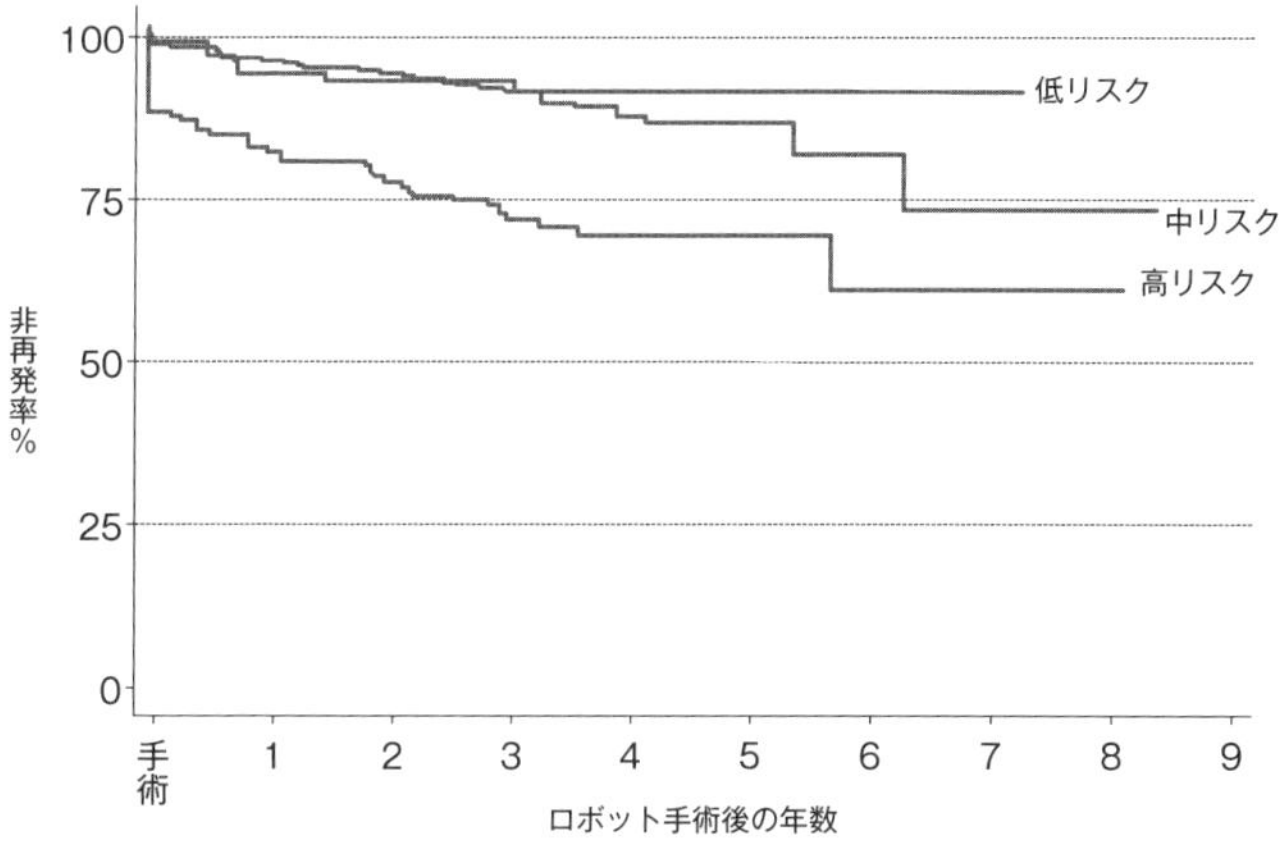

図24　ロボット手術後の再発リスク

再発が疑われたときの基本的な対処としては、次のようなことが挙げられます。

（1）放射線療法（救援放射線療法）

手術後、PSAが下がりきらない、あるいはゼロになったPSAが再び0・2以上に上昇したときに、最初に考える治療が放射線です。どこにがん細胞があるかはわからないのですが、手術前に前立腺があった場所から少し範囲を広くして放射線を照射します。これは放射線科の治療医が計画を立てて行いますが、施設によって多少違いがあるものの、通常は月曜から金曜日まで約6週間継続します。

前立腺のないところに放射線を照射しますから、膀胱や直腸に放射線が当たってしまい、血尿、血便、痔などの副作用が起こる場合がありますが、それらの頻度はそれほど多くありません。手術後の再発では放射線をかけることが唯一、根治に結びつく可能性がありますので、大切な方法です。

(2) ホルモン療法

飲み薬や注射(1か月か3か月に1回)で、男性ホルモンを抑える治療です。この治療で多くの方がPSAが減少し、測定不能域(0・1以下、0・008未満など測定する方法によって異なる)になります。副作用には、ほてり、乳房の腫れや痛み、などがあります。

(3) 無治療で経過観察

摘出した前立腺の標本の分析結果によっては、PSAが上昇しても、すぐに治療が必要ではないと判断する場合があります。すなわち、標本にがんがあっても、前立腺を包んでいる膜内にがんがおさまり、さらにグリソンスコア（悪性度）が例えば3＋3以下と低く、しかも小さいがんであると、「本当の再発ではない」と考えられるケースがあるのです。

やや複雑な話ですが、手術は医師が肉眼で、前立腺と膀胱あるいは前立腺と尿道の境目を定めて切断しますが、実際は印がついているわけではないので、形、輪郭、他の特徴を考えて、経験をもとに切断します。その際、ほんの少しのずれが生じ、前立腺肥大の組織や正常な前立腺組織が、尿道側や膀胱側に残ってしまうことが結果としてあります。この残った組織が手術後にＰＳＡを作ってしまう結果、ＰＳＡが０・２以上になることがあるのです。

「本当の再発」と、この状態との見極めは難しいものがありますが、摘出した前立腺の標本の結果をよく確認しつつ、ＰＳＡを観察しながら様子を見ることは可能です。

実際、手術をして、ＰＳＡが上昇し、再発が疑われた方の3分の1が、放射線やホルモン治療をせずにＰＳＡを測定しながら長期間、何事もなく経過しています。しかしこれは、治療を受ける場合と同様、主治医と十分に話し合って決めるべきです。

《第6章　前立腺がん手術のリスクを理解する　まとめ》

・ロボット手術には、従来の開腹手術などと同様に、副作用（合併症）が起こる可能性がある。

・**主な副作用としては、尿失禁と性機能障害（勃起不全）**などがある。

・全摘出といっても、**再発の可能性はゼロではない。**

Q&A

ロボット手術、ここが知りたい！

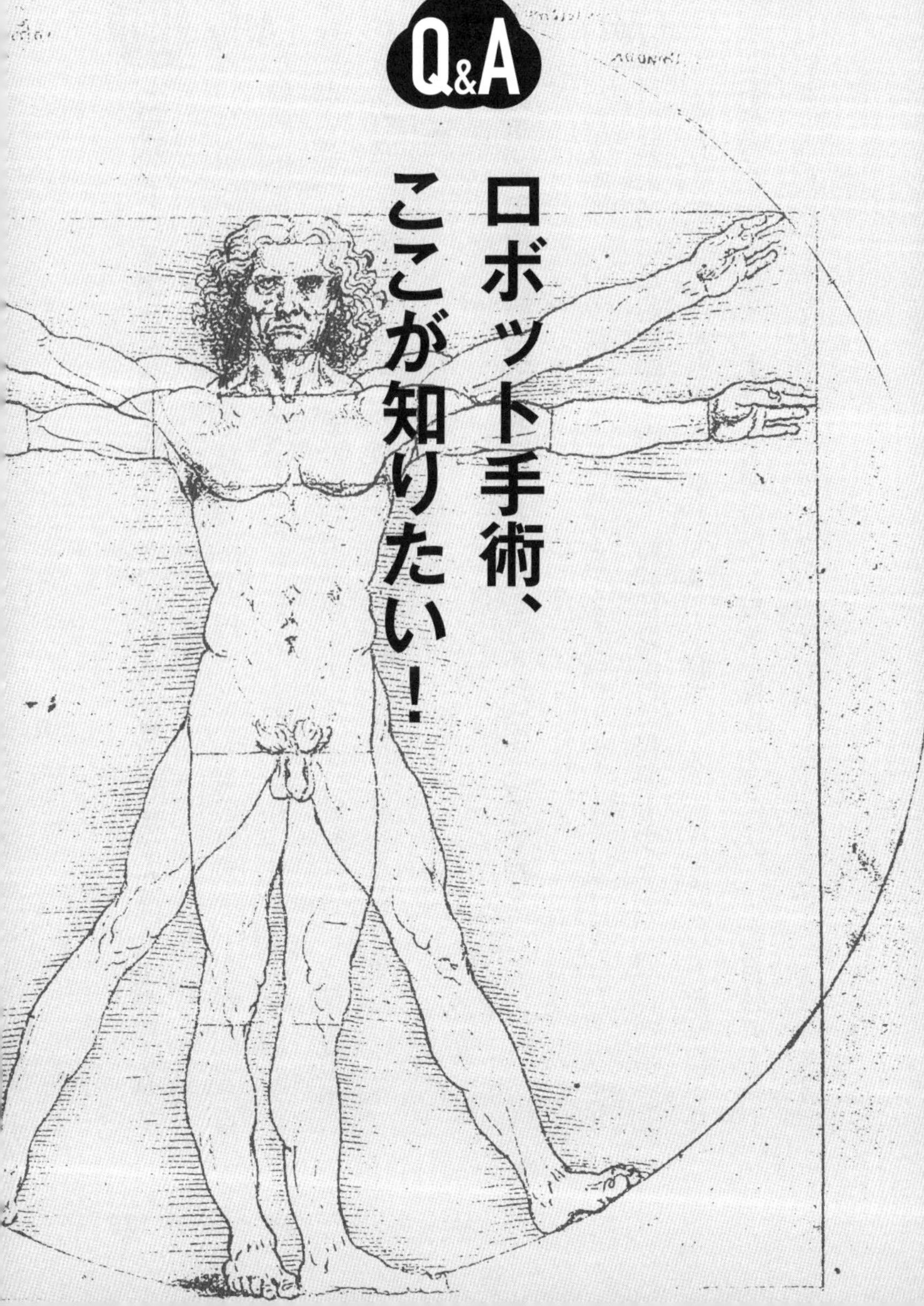

Q01 「ロボットに手術される」と考えると、少し怖い気がしますが、大丈夫ですか？

A01 ロボット手術というと、鉄腕アトムのような人型のロボットが自発的・自動的に手術をするのを想像する方もいらっしゃるかもしれませんが、そうではありません。ロボットはあくまで医師のサポート役です。医師がロボットを活用し、より精度の高い手術を可能としたのがロボット手術だと考えてください。

Q02 ロボット手術と腹腔鏡手術は、どんなところが違うのですか？

A02 前立腺がんの手術には、開腹手術と腹腔鏡手術がありますが、ロボット手術は基本的には腹腔鏡手術です。腹腔鏡手術は侵襲も少なく、回復が早いという利点がありますが、従来の腹腔鏡手術は、平面モニターを見ながら手術を行うため遠近感がわかりにくく、また、人間の手で鉗子を操作するため、手術自体の手技が難しいという欠点がありました。こうした欠点を解消したのが、ロボット手術です。

ロボット手術では、３Ｄモニターと多関節鉗子が使用できるようになっており、その視認性や操作性は、格段によくなっています。また、拡大視野で手術を行えるので、細かい観察と操作が可能で、安全性は極めて高いものとなっています。

Q03 ロボット手術は、他の手術と比べて、成功率が高いのですか？

A03 ロボット手術は、既に多くの経験があり、他の術式と比較して術中の出血量が極めて少なく、断端陽性率（がんの取り残し）が低いこと、術後の回復が早いことが明らかになっています。ですから、十分なトレーニングを積んだ医師による手術であれば、他の術式と比べて同等以上の成功率が期待できるものと考えます。

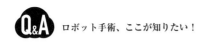

Q04 ロボット手術では、副作用が軽減されると聞きましたが本当ですか？

A04 前立腺全摘除術を受けた方が経験する副作用に、尿失禁、性機能障害（勃起不全）がありますが、ロボット手術を行うことでそれらが軽減され、回復も早いことが明らかになっています。ちなみに性機能については、精液を作る臓器を摘出し精管も切断するため射精は不可能になりますが、神経を温存することにより勃起は可能です。

Q05 勃起神経の温存は、誰でも可能ですか？

A05 ロボット手術ならば、多くの場合で神経温存は可能です。しかし、がんが前立腺の被膜を越えて勃起神経に近接している可能性がある場合などは、温存できないこともあります。

Q06 ロボット手術は、どんな医師でも同じように行えるのですか？

A06

ロボット手術の器械を操作するには、医師の熟練した技術が必要です。ただし、手術支援ロボットはたいへん操作性に優れていますから、腹腔鏡手術と比べて、手術の技能を習得する期間の短縮、レベルの向上を図れるという利点があります。現在使用しているロボットはIntuitive Surgical社の「ダヴィンチ」ですが、同社ではダヴィンチの取り扱いの認定資格制度を設けており、術者はトレーニングを受講して資格を取得し、その後、当院のような認定見学施設で見学してから、手術に臨むことが義務付けられています。

Q07 どんな前立腺がんでも、ロボット手術は受けられますか?

A07 従来の開腹手術、腹腔鏡手術と基本的に同じです。根治を目的とするため、がんが前立腺の中にとどまっている限局性前立腺がんが対象ですが、被膜を超えて周囲に浸潤している場合や少数のリンパ節転移や骨転移がある場合でも手術を行うことがあります。

Q08 ロボット手術で前立腺を全摘しても、再発の可能性はあるのですか?

A08 残念ですが、どんな治療を選んでも、治療後に再発することはあります。手術も例外ではありません。万一再発が確認されても、すぐに治療を必要としない場合もありますし、放射線治療やホルモン治療を行うこともあります。

Q09 ロボット手術を受けるにあたって、年齢の制限はありますか？

A09 一般的には75歳までとされますが、75〜80歳の方でも、他の病気がなく手術が可能な状態にある患者さんであれば、ロボット手術を受けることは可能です。

Q10 限局性前立腺がんであっても、ロボット手術が行えないケースがありますか？

A10 ロボット手術では、手術中、約30度頭を下げた姿勢（頭低位）となります。そのため、眼圧や脳圧が上昇する可能性が高く、緑内障を患っている方や脳血管障害の既往のある方、呼吸機能が非常に低下している方などは行えない場合もあります。緑内障は多い病気ですが、実際に眼科医に確認し、ロボット手術ができなくなる緑内障は極めて稀です。

Q11 安全性においては、どうなのでしょうか？

A11 世界でこれまで報告されたロボット（ダヴィンチ）のシステムエラーは０・２～０・４％と極めて低く、エラー発生時にはシステム側で異常を確認し、術前にトラブルを回避できるようになっています。手術中にエラーが発生しても器械は自動的に停止するので、人体に影響はありません。

Q12 衛生面においては、どうなのでしょうか？

A12 患者さんの体内に入る鉗子やカメラは完全滅菌されたものを使用しています。ロボットの外側も滅菌されたドレープでカバーされており、衛生面には十分に注意しています。

Q13 もし、手術中に停電になったら、ロボットはどうなりますか？

A13 支障なく手術を続けることができます。当院では、万一の場合を想定して、非常用電源を備えており、停電と同時にすぐ電源が切り替わり、電源を確保することができます。これは一般の手術も同様です。

Q14 費用はいくらぐらいかかりますか？

A14 前立腺がんのロボット手術は2012年4月より健康保険が適用になりましたから、3割負担の場合、手術費のみで42万円程度です。また、高額療養費制度も利用すればさらに負担は軽減され、4万4000円から16万円程度となります。（※自己負担限度額は患者さんによって違いがあります）

おわりに

もし、ロボット手術を受けられた方で、手術前にこの本を読まれていた方がいらっしゃったら、どうお感じになったでしょうか？

想像していたのと違う、と感じる方もいらっしゃるかもしれません。特に、手術後の尿失禁は、想像はしていても実際起きるとがっかりされる方もいますし、治るのかと不安になる方もいるかもしれません。

がんに打ち勝つためとはいえ、手術を契機に尿失禁の原因を作っているのはわれわれ医師です。そんな張本人が言うのも奇異かもしれませんが、患者さんには「負けないでほしい」と思います。大多数の方は、時間とともに回復していくからです。

各種のがんをはじめ、多くの疾患は年齢とともに増加します。前立腺がんも典型的で、50代から増えていきますから、言ってみれば人生経験豊富な方たちの病気です。みなさん、長い人生を平穏無事に送るために日々戦ってきた、歴戦の勇士です。

そんなみなさんが、勇気を持って立ち向かうために選択したのが手術だと思います。

そして、その選択を強力にサポートするものがロボットです。

最近は「神の手」などとメディアで表現されることがありますが、ロボットの鉗子はもちろん「神の手」ではありませんし、鉗子を扱う医師の手は「不完全な手」です。

既にわれわれは多くのロボット手術を実施してきました。本書で述べたように、ロボット手術は画期的な方法で、日々その素晴らしさを実感しています。それでもなお、極めて稀に尿失禁が長く続いたり、性機能の回復が遅かったりといった問題がないわけではありません。今後もロボット手術の利点をさらに生かすべく、研鑽しなければならないと感じております。


入院された方は感じると思いますが、手術はロボットを操る医師だけでなく、患者さんのすぐ横でサポートする助手、麻酔医、手術室・病棟・外来の看護師さん、薬剤師さん、放射線や検査室の技師さんたちなどによる、まさしくチーム医療です。この場を借りてみなさんのサポートに感謝申し上げます。

執筆に関しては可能な限り実際に即した形で説明を試みたつもりです。本書における種々の説明には、他の病院では異なる点があるかもしれませんが、大まかな流れや可能性のある副作用については同様と考えます。もし、不明点・疑問点などがあれば、当院のホームページの無料ネット診療から連絡を頂ければと思います。

https://ohori-hosp.jp

本書を読んでくださった方のなかには、これから前立腺がんのロボット手術を受けようとしている方、まだ迷っている方、さまざまな思いの方がいらっしゃると思いますが、最終的に決めるのはあなたご自身です。その際、少しでも本書がお役に立てれば幸いです。

著者一同

著者プロフィール

大堀 理（おおほり まこと）

1956年東京都生まれ。1986年岩手医科大学医学部卒業。1990－94米国ベイラー医科大学留学、1999－2003年米国スロンケタリング記念癌センター前立腺診断センター副所長、2007年より東京医科大学教授、2014年東京医大ロボット手術センター長、2019年東京国際大堀病院院長。

山下 英之（やました ひでゆき）

1973年長野県生まれ。1999年北里大学医学部卒業。1999年北里大学病院泌尿器科入局。2014年北里研究所病院。2019年東京国際大堀病院、女性泌尿器科を開設。2020年東京八重洲クリニック院長。

村山 慎一郎（むらやま しんいちろう）

1971年東京生まれ。2006年福井医科大学医学部卒業。2008年日本赤十字社医療センター。2011年東京大学医学部付属病。2012年東京警察病院。2015年同愛記念病院。2017年東京都立墨東病院。2021年東京国際大堀病院泌尿器科医長。

夏山 隆夫（なつやま たかお）

1986年愛知県生まれ。2012年山形大学医学部卒業。2012年JCHO東京新宿メディカルセンター。2017年千葉西総合病院。ロボット手術全般・腎尿管結石を専門とする。2019年東京国際大堀病院泌尿器科・腎尿管結石センター長。

山﨑 泰祐（やまざき たいすけ）

1987年東京生まれ。2012年東京慈恵会医科大学医学部卒業。2014年東京慈恵会医科大学病院泌尿器科。2021年国立成育医療研究センター泌尿器科。2022年東京国際大堀病院泌尿器科医員。

熱田 真人（あつた まひと）

1987年千葉生まれ。2013年新潟大学医学部医学科卒業。2015年慈恵医科大学附属病院泌尿器科入局。2017年 慈恵医大付属柏病院。2018年JR東京総合病院。2019年慈恵医科大学附属病院。2020年慈恵医大附属葛飾医療センター。2022年東京国際大堀病院泌尿器科医員。

岩本 侑也（いわもと ゆうや）

1990年岩手県生まれ。2016年東京慈恵会医科大学卒業。2019年練馬光が丘病院。2020年国立成育医療研究センター。2022年佼成病院。2023年4月東京国際大堀病院泌尿器科医員。

會田 絵馬（あいだ えま）

1985年北海道生まれ。2007年市立函館病院高等看護学院卒業。2008年北海道教育大学函館校養護教諭特別別科卒業。2008年4月東京医科大学病院泌尿器科病棟。2019年4月東京国際大堀病院看護部長。

改訂第二版

前立腺がんは「ロボット手術」で完治を目指す！

発 行 日　2023年4月15日　　第1刷
定　　価　本体1,200円＋税
著　　者　大堀 理／山下 英之／村山 慎一郎／夏山 隆夫
山﨑 泰祐／熱田 真人／岩本 侑也／會田 絵馬
発　　行　株式会社 青月社
〒101-0032
東京都千代田区岩本町3-2-1　共同ビル8階
TEL 03-6679-3496　　FAX 03-5833-8664
印刷・製本　ベクトル印刷 株式会社

ISBN 978-4-8109-1349-1